10分钟拉伸

통증 때려잡는 스트레칭

击退疼痛

[韩]崔在锡 ◆ 著

程玉敏 ◆ 译

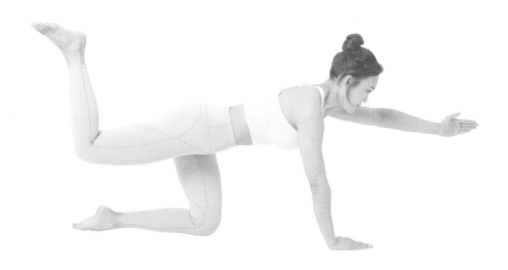

中国轻工业出版社

序

用简单的拉伸
击退疼痛

"我第一次听说！"

"真不知道自己的身体已经糟糕成这样了……"

这是我们在医院里从患者那里听到最多的话。

当我给因手腕疼痛而来医院就诊的患者治疗肩部时，他们开始都会用诧异的眼神看着我。为什么不管疼痛的部位，而是治疗毫不相干的部位？但是马上又问："我的肩膀这么僵硬吗？"，吃惊的人很多。

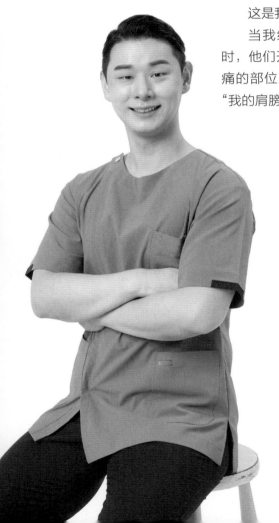

因为疼痛去医院，一般都会认为"当然是哪儿痛医哪儿"。但是，如果说疼痛的根源在别的地方，那种想都想不到的地方，这得有多荒唐啊。我一直都进行着这种"荒唐的"治疗。当然这只是表面看起来荒唐，实际上是以人体肌肉和骨骼、神经和血管、关节的活动范围等医学知识为基础构筑的系统治疗方法。这对初次经历的患者们来说，确实有些陌生。所以，有产生疑问、提出疑问的人，也有表示怀疑的人。每当这种时候，我都尽最大努力简明扼要地说明，但是，在医院实际治疗过程中，很难一个个去说明其中的前因后果。

为了让患者们可以在家就能确认自己的问题出在哪里，能自我进行管理，我在视频网站开设了账号"物理治疗师PT在锡"。很多患者看了网上的视频后，知道了疼痛的原因和解决方法，留言表示感谢。我也通过网上的留言，见到了轻微疼痛、慢性疼痛、急性疼痛、综合性疼痛等各种案例，使我的治疗体系更加完善。本书从我在医院和网上所做的各种说明中选取核心部分，以人们经常发生的几大疼痛为中心编写而成，无论男女老少，身体不舒服时，打开此书都能受益。书中尽量使用简单用语介绍疼痛原因和解决方法，即使没有相关知识的人也可以读懂。希望本书能帮助大家摆脱疼痛，过上幸福的生活。还希望本书能对拥有丰富相关知识的专家有帮助，让他们更直观地重新审视疼痛。

为自己量身打造的运动，没有疼痛!
希望今天也健康、幸福!

崔在锡

目　录

1
基础知识

似懂非懂的拉伸	12
关节和肌肉为什么开始疼痛	14
拉伸如何击退疼痛	16
肌肉的使用是有顺序的	18
阻断疼痛的拉伸	22
静态拉伸和动态拉伸	25
重建被毁掉的身体的拉伸方法	26
应下意识做出的正确姿势	28
拉伸打造健美的肌肉	30
做拉伸时，上下关节共同参与	31
大脑记忆的高级拉伸，延伸	33
正常关节活动度	35

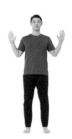

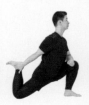
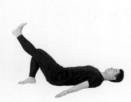
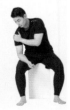

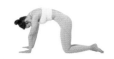

2
外科患者数较多的
背部与肩部疼痛

自我检查
①肩关节撞击综合征及疼痛检查　46
②肩部可动性及疼痛检查　47
[专栏] 背部与肩部疼痛谜团　49

准备1 放松肌肉的按摩
①腋窝前侧按摩　50
②腋窝后侧按摩　52

准备2 腹肌运动

第1步 静态拉伸
①胸肌拉伸　56
②肱二头肌拉伸　58
③背阔肌拉伸　60

第2步 动态拉伸
①收肩、开肩　62
②四足跪地塌背拱背　64
③四足跪地石磨运动　66
④W-Y运动　68

每天10分钟
背部与肩部拉伸　70

强化程序
①膝下击掌　72
②火车轮运动　74
③猪尾运动　76

3
各年龄段住院患者数较多的
腰部疼痛

自我检查
①身体弯曲检查　82
②腰部伸展检查　83
[专栏] 腰痛谜团　85

准备 放松肌肉的按摩
①臀部肌肉按摩　86
②减少腹压的按摩　87

第1步 静态拉伸
①臀部肌肉拉伸　88
②大腿后侧肌肉拉伸　90
③腹部拉伸　92
④胸部拉伸　94

第2步 动态拉伸
①骨盆前后拉伸　96
②猫式、牛式运动　98
③抬膝行走　100

每天10分钟
腰部拉伸　102

强化程序
①四足跪地对角线抬起　104
②椅子早操　106

4
医疗费支出较多的
膝盖疼痛

自我检查
①蹲下、起立检查 112
②膝盖活动度及大小检查 113
③膝盖周围疼痛检查 114
[专栏] 膝盖疼痛谜团 115

准备1 放松肌肉的按摩
①膝盖下侧按摩 116
②大腿外侧按摩 117

准备2 抬手臂运动

第1步 静态拉伸
①内收肌拉伸 120
②骨盆前侧与大腿前侧拉伸 122
③臀部与骨盆前侧拉伸 124
④小腿拉伸 126

第2步 动态拉伸
①髋关节外旋 128
②膝盖伸展 130
③侧抬腿 132

每天10分钟
膝盖拉伸 134

强化程序
①桥式 136
②坐椅蹲起 138

5
从十几岁就开始发病的
颈部疼痛

自我检查
①颈部转动检查 144
②颈部和肩部协调能力检查 145
[专栏] 颈部疼痛谜团 147

准备 放松肌肉的按摩
①颈前侧和旁侧按摩 148
②颈后侧按摩 150
③后脑勺下侧按摩 152

第1步 静态拉伸
①颈前侧拉伸 154
②颈部拉伸 156
③肩胛提肌拉伸 158

第2步 动态拉伸
①向后收肩 160
②转动肩部 162
③四足跪地抬头 164

每天10分钟
颈部拉伸 166

强化程序
①四足跪地转头 168
②熊式行走 170

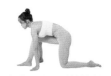

6

职场人多发的
手腕与手肘疼痛

自我检查
①手腕折弯检查   176
②手腕撑地检查   177
③手肘疼痛检查   178
[专栏] 手腕与手肘疼痛谜团   179

准备 放松肌肉的按摩
①前臂内侧按摩   180
②前臂外侧按摩   182
③肱二头肌按摩   184
④手背按摩   185
⑤大拇指按摩   186
⑥手指按摩   187
⑦手掌按摩   188

第1步 静态拉伸
①手背拉伸   190
②四根手指拉伸   192
③大拇指拉伸   194

第2步 动态拉伸
①肩膀向后向上运动   196
②抓住手肘左右拉伸   198

每天10分钟
手腕与手肘拉伸   200

强化程序
①四足跪地旋转运动   202
②四足跪地前后移动   204

预防疼痛的全身运动流程   206
[专栏] 拉伸谜团   210

结束语   213

附录 ｜ 人体骨骼系统及肌肉
        系统   214

1

10分钟拉伸
击退疼痛

基础知识

似懂非懂的
拉伸

看电视剧时经常会看到人们早上起床先伸伸懒腰的镜头。上网搜索"伸懒腰"，多半会出现拉伸（stretch）这个词。拉伸，是日常生活中经常出现的行为动作，大家都很熟悉，也是本书的主题。

那么，我们对拉伸又有多少认识呢？虽然拉伸能拉长肌肉、保持身体平衡，拉伸后身体觉得很爽，但若做不好，反而会伤了身体，所以，拉伸是把双刃剑。

例如，在颈部经常酸痛的患者中，有很多人的斜方肌已经变得脆弱。脆弱的斜方肌要支撑肩部重量及颈部的动作，导致肌肉被拉长，于是，这些人经常会感到颈部疼痛，严重时还会伴有头痛。对于因为没有力量而被拉长、延展的斜方肌，拉伸真的是正确的解决办法吗？

另外，学生因每天低头学习而使颈部前侧肌肉变短、颈部后侧肌肉被拉长或者成为一字肩，后颈部疼痛时有发生，到底应该拉伸哪些部位呢？大部分人都会按摩、拉伸疼痛部位，但这往往不是正解。我们的身体是由各个部分连接起来、协调活动的有机体，疼痛的根源也有可能不是发生疼痛的部位。有些情况下，需要首先强化远离疼痛部位的、不疼的部位。

本书讲述了疼痛产生的原因、如何

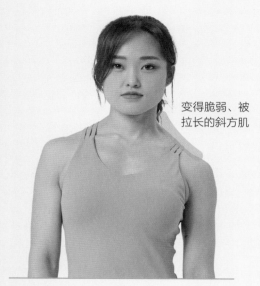

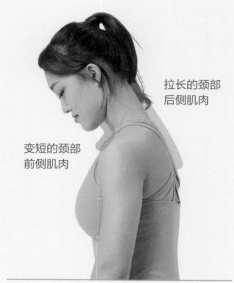

拉长的颈部
后侧肌肉

变短的颈部
前侧肌肉

变得脆弱、被
拉长的斜方肌

一侧斜方肌变得脆弱的情形，
如果拉伸做不好，会加重。

已经形成一字肩的情形，
拉伸变短的前侧肌肉。

通过拉伸击退疼痛、击退疼痛的过程、预防疼痛复发的方法等，并简单介绍了肌肉、骨骼系统的相关知识。另外，本书分析了不同人群的疼痛原因，尽量帮助每位读者通过按摩和拉伸消除疼痛，还加入了检查表及温馨提示。如果有人在日常生活中感到某些部位酸痛、疼痛或者因为不正确的姿势导致某个部位不舒服，在找到本书相应章节后，跟着一起做拉伸吧。坚持做，就能体会到身体状况的改善。

本书以现代人经常遭遇的几大疼痛为中心编写而成，大部分人至少遭遇过其中的一种疼痛。

如果只是短时疼痛还算幸运，时间长了，因错误姿势或者习惯造成的疼痛发展成慢性疼痛的概率就会变大。所以，与服用那些消炎药、镇痛药来止痛相比，找到根本性的解决办法更重要。

现在，让我们通过正确的拉伸来管理健康、节约治疗费吧。

关节和肌肉
为什么开始疼痛

人的身体会随着老化而自然地产生问题，因为年龄越大，精力越差，关节软骨也会磨损。当然，这些情况会因个人体质不同而有所不同，有的人虽然高龄却仍然可以毫无顾忌地登山，也有很多人虽然只有二十几岁却因膝盖疼痛而不得不住院治疗。总之，老化不是唯一的原因。

事实上，大多数患者之所以疼痛是因为长时间采取不当姿势，即在日常生活中反复重复引起疼痛的姿势。

例如，因为学习而久坐的学生，因无法达到其年龄段所需的运动量，肌肉非常容易变得脆弱。再加上屈膝躬身向前坐的姿势，可导致大腿后侧肌肉和胸部肌肉变短，臀部和背部肌肉变得脆弱，关节变形、疼痛。如果长期保持错误姿势，最终会发展为乌龟颈、一字肩，还有膝盖疼痛等。

我们的身体是一个有机的整体，各部分可相互支持、帮助。如果身体的某一部分发生问题，其他部分就会来帮忙代替它，让发生问题的部分充分休息。例如，臀部受伤时，腿部后侧肌肉和腰部肌肉会分别在上、下方辅助臀部肌肉，即通过连接上、下半身来帮助臀部活动。但是，如果这不是偶尔的一两次，而是长期承受这种压力，最终只能陷入"变得脆弱→使用其他部位→变得更脆弱→再次使用其他部位"的恶性循环。

我们学习或工作中所采用的姿势引起了这种恶性循环。如果一天8小时坐着，身体前侧肌肉收缩、变得僵硬，而后侧肌肉被过度拉长。长此以往，身体就会像失去弹性的橡皮筋一样，在某一瞬间崩溃。

在现代社会，学习、工作、做家务等是不可避免的，所以就需要打破恶性循环的解决方案。拉伸正是任何人都容易做到又能使身体快速恢复的解决方法。

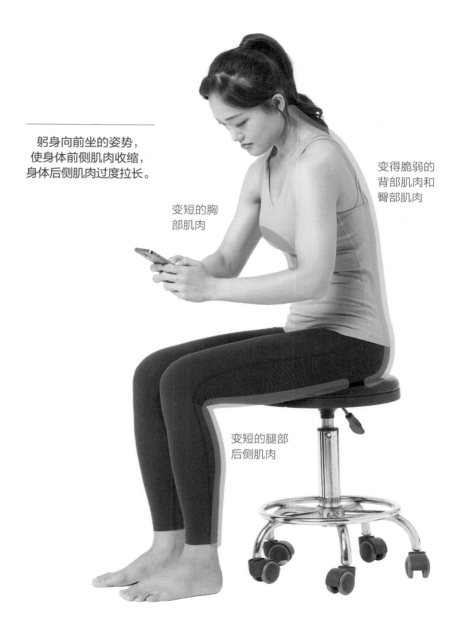

躬身向前坐的姿势，
使身体前侧肌肉收缩，
身体后侧肌肉过度拉长。

变短的胸
部肌肉

变得脆弱的
背部肌肉和
臀部肌肉

变短的腿部
后侧肌肉

拉伸
如何击退
疼痛

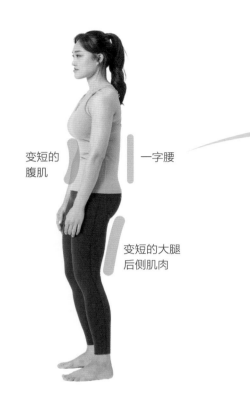

变短的
腹肌

一字腰

变短的大腿
后侧肌肉

可以用拉伸击退的疼痛大体可以分为两类：因肌肉变短而产生的疼痛和因肌肉过度拉长而产生的疼痛。紧握拳头5秒再打开，手掌因为血液循环受阻而变得苍白。这就是变短肌肉的状态。如果肌肉变短、僵直，甚至充血水肿形成无菌性炎症，血液循环不通畅，再加上持续受力，就会产生疼痛。拉伸起到放松变短肌肉的作用，即打开紧握的拳头的

作用。变短的肌肉得到放松后，压力得以释放，血液循环恢复正常，疼痛就会消失。

这次，我们将除大拇指外的四个手指向后弯曲5秒，手掌也会像紧握时一样变白，即血液循环受阻。这是因为肌肉被强行拉长，导致血液无法正常流动。肌肉为保持被拉长的姿势，需要持续用力，因此承受着压力。这种被过度拉长

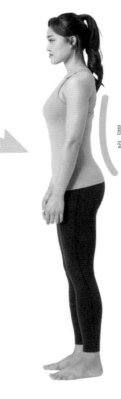

拉伸

腰部正常
弯曲　　　→　　缓解
　　　　　　　　腰痛

因大腿后侧肌肉和腹肌变
短，腰部的自然弯曲消失，
产生疼痛的情形，通过拉伸
相应肌肉，就可恢复腰部正
常弯曲，缓解疼痛。

的肌肉也需要通过拉伸帮助复原。

　　拉伸既可让变短的肌肉自然地恢复到正常长度，也可让过度拉长的肌肉在正常长度下正常用力。

　　生活在地球上的人都会受到重力的影响，需要以正确的姿势高效对抗重力。但是，因不正确的姿势而变短或被拉长的肌肉，就像弹簧一样，将舒适、有弹性的姿势变成一字肩、腰椎自然曲度变直等非正常姿势，诱发疼痛。通过拉伸，首先能缓解眼前的疼痛，其次还可以防止以后疼痛复发。

　　事实上，除了这几种简单而明确的情况，拉伸还能帮助我们正常使用肌肉、改善身材、增加活力等。这就是男女老少都适合进行拉伸的原因。

肌肉的使用
是有顺序的

本书的核心内容是通过拉伸恢复肌肉的正常使用顺序。哪部分肌肉先被使用，哪部分肌肉后被使用，是固定的。一般来说，安全支撑身体的肌肉，即内部肌肉、接近躯干的肌肉、对抗重力的肌肉首先快速发力，给身体动作以坚固的支撑。之后，直接完成动作的肌肉，即外部肌肉或者远离躯干的肌肉被调动，形成稳定、有力的动作。

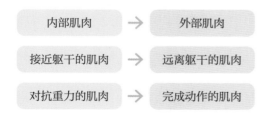

下面举个简单的例子，帮助大家理解。提物品时，正常的肌肉使用顺序如下：

1. 腹横肌、盆底肌等核心肌肉紧张，保证躯干的稳定性。
2. 臀部肌肉及竖脊肌等肌肉紧张。
3. 肩关节旋转肌群及肩膀内肌肉紧张，保证稳定性。
4. 使用移动物品的三角肌和二头肌、手臂肌肉等提起物品。

安全支撑躯干的核心肌肉首先紧张，然后对抗重力的臀部和背部肌肉紧张起来，提东西时肩膀肌肉受力紧张，以应对稳定的活动。实际提起物品的肌肉是最后被使用的。这是因为做动作前身体要做好各方面的准备。

如果肌肉的使用顺序错误，会怎么样呢？在身体做好各方面的准备前就提物品，先紧张的是提物品的手臂肌肉。然后就是为了对抗物品的重量而使用竖脊肌等。支撑躯干的核心肌肉和固定肩膀的肩部肌肉完全没被使用。没有牢固支撑躯干和手臂的肌肉参与，腰部和肩部受伤也就没什么可惊讶的了。事实上，因仅用手臂肌肉提重物而使腰部和肩部受伤的事例很常见。

生活中，肌肉使用顺序混乱的人比较多。因长期错误姿势而变短、敏感度变高的几处肌肉比正常长度肌肉更易被优先使用，于是，肌肉使用顺序完全变乱。如果肌肉使用顺序变乱，在身体被稳定支撑前，动作就开始了，即在不安全的状态下开始，关节动作也会变得不正常。如果这种状态长期持续，只会让关节、肌肉及其他软组织发生问题。而且，变短的肌肉多为日常生活中常用的肌肉。在错误的状态下经常使用，形成恶性循环，变短的肌肉会变得更短，变得非常僵硬。这种现象不会随着时间的推移而自然改善，需要另行通过运动或者治疗等改善。拉伸会使变短的肌肉重新拉长到正常的长度，使其与其他肌肉一起合力，按照正常的顺序活动。这能降低非正常肌肉的敏感度，矫正肌肉使用顺序，让关节活动恢复正常。

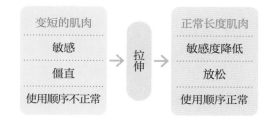

非正常的关节冲突运动

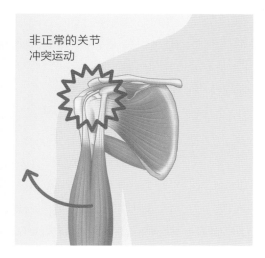

肌肉使用顺序混乱导致的代表性问题是肩关节旋转肌群损伤。如果在二头肌及胸部肌肉变短、肩部关节旋转肌群肌肉脆弱状态下，突然提起重物或者做出快速动作，关节会发生碰撞，对关节和肌肉造成损伤。这是因为在没有肌肉稳定支撑肩膀，肩膀移动或活动性不流畅的状态下，勉强进行了活动。

容易变短的肌肉 ——●
容易拉长的肌肉 ——●

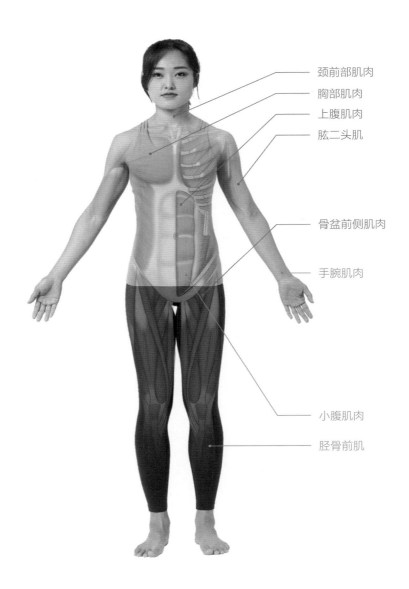

颈前部肌肉

胸部肌肉

上腹肌肉

肱二头肌

骨盆前侧肌肉

手腕肌肉

小腹肌肉

胫骨前肌

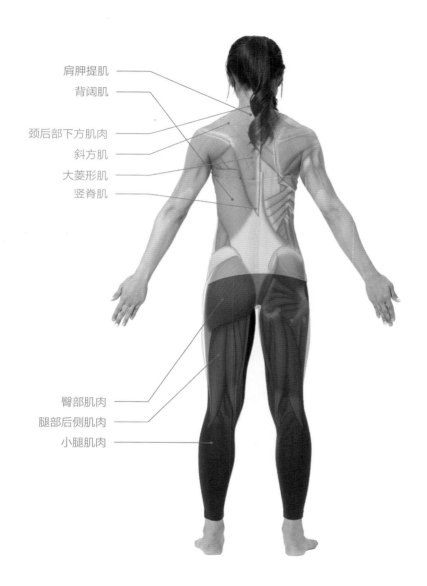

肩胛提肌

背阔肌

颈后部下方肌肉

斜方肌

大菱形肌

竖脊肌

臀部肌肉

腿部后侧肌肉

小腿肌肉

阻断疼痛的
拉伸

因身体酸痛或疼痛而做拉伸时，大多是哪里痛就拉伸哪里。颈部疼痛就做颈部拉伸，手腕疼痛就做手腕拉伸，这就是解决方案。但是也有完全不起作用的时候。这种情况下，拉伸给疼痛部位带来负担的反侧肌肉、应一起动却未能用到的协同肌肉、变得脆弱的肌肉的其他部位，有时是更明智的选择。

下面分别举一个例子。多日不动的人忽然出门散步，结果导致从脚腕上部到小腿前侧的肌肉特别疼。此时拉伸哪里为好呢？虽然拉伸小腿前侧也会有帮助，但比起这个，拉伸不痛的后侧肌肉会更有效果。为什么呢？答案在变短的肌肉上。

走路时，脚后跟先着地，吸收冲击，自然地身体重心向前移动。但是，如果小腿后侧的肌肉变短，就不会是脚后跟先着地，而是脚尖先着地。如果想脚后跟先着地，就要用力抬起脚背，强制拉长变短的小腿后侧肌肉，小腿前侧肌肉比平时用得更多，所以会产生疼痛。疼痛虽然是在小腿前侧肌肉处发生，但疼痛的根本原因在于变短的小腿后侧肌肉，所以，从长远来看，此时拉伸小腿后侧肌肉更有效果。这就是反侧肌肉拉伸。

再比如向前俯身时，身体的后侧肌肉无法拉长而产生疼痛。要想俯下上身，身体的后面部分需要整体拉长。但是，如果因为臀部肌肉和腿部后侧肌肉变短而无法正常拉长，则腰部肌肉会因被过度拉长而产生疼痛。此时，比起拉伸疼痛的腰部肌肉，拉伸本应该与腰部肌肉一起被拉长、需要用力的臀部肌肉或者腿部后侧肌肉才能击退疼痛。这被称为协同肌肉拉伸。

如果臀部肌肉和大腿后
侧肌肉变短，向下躬身
时，腰部肌肉过度拉
长，就会发生腰痛。

整体放松身体后侧的
肌肉，可缓解疼痛。

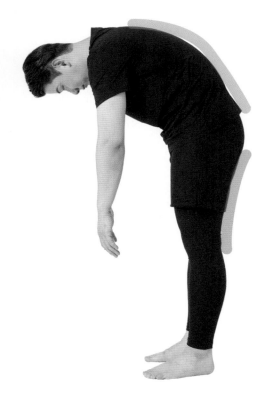
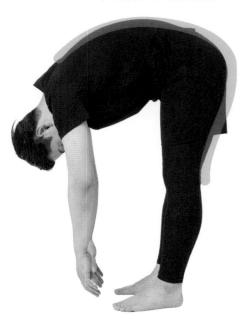

最后举一个手腕疼痛的例子。手腕肌肉从手肘开始，一直连接至手指尖。手腕疼痛是因脆弱的手腕部位肌肉承受了压力而发生的，此时拉伸手腕部位肌肉，反而会使手腕部位肌肉变得更松弛、更弱，使问题更严重。正确的做法是，拉伸僵直的手指，或者越过手腕按摩前臂，减轻手腕的负担。这就是拉伸同一肌肉不同部位。

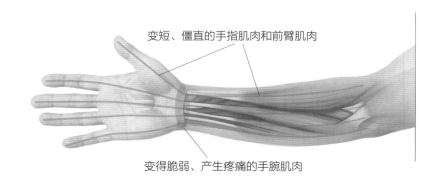

变短、僵直的手指肌肉和前臂肌肉

变得脆弱、产生疼痛的手腕肌肉

疼痛时，分析疼痛原因，准确找出导致疼痛的部位做拉伸，即可消除疼痛。本书介绍了各部位疼痛的肌肉拉伸方法，熟读说明部分，理解后进行拉伸，可以收到更好的效果。

静态拉伸和
动态拉伸

本书中的拉伸大体分为两种：静静保持的静态拉伸和柔和、反复活动的动态拉伸。两种拉伸相互补充，所以同时都练为佳。两种拉伸在本书中分别用第1步和第2步表示，因为此时最重要的就是顺序，一定要先进行第1步静态拉伸，再进行第2步动态拉伸。

静态拉伸相当于重新走一走很久没走的路。首先仔细确认周围环境，走上正确的路，才能走得舒服、快速。静态拉伸是使长期僵硬的肌肉慢慢拉长的过程。反复练习同一个动作，从整体看较单纯。保持舒服的呼吸，调整强度，注意不要受伤、不要采取错误姿势，完成起来比较容易。把其当成拉伸的开始即可。

如果说静态拉伸打造了第一车道，那么动态拉伸则是夯实并扩大。动态拉伸不是单纯地拉长肌肉，而是在收缩及放松目标肌肉的同时，通过收缩及放松对与该肌肉相反的拮抗肌进行刺激，使两者互不给对方压力。一定要让身体熟悉拉长至正常长度的肌肉的正确使用方法，并且带动周围的肌肉。动态拉伸就是要消除一切可能让肌肉重新变短的因素。

肌肉不是单纯的蛋白质团块。神经是相连的，就如同一台可调节的电脑。如果说静态拉伸修理了电脑的键盘、鼠标、主机，那就需要动态拉伸矫正电脑中的程序，预防其再发生问题，使其更顺利地活动。

重建被毁掉的身体的
拉伸方法

拉伸遵循一般拉伸顺序，也就是本书中的拉伸顺序。拉伸是拉长肌肉的行为，若不遵守顺序，肌肉被错误地拉长，肌肉可能会受到损伤或者发生问题。

首先应从按摩开始。如果橡皮筋上有轻微撕裂或过度拉长的部分，在被完全拉长前，就可能被拉断。肌肉也是一样的。为了防止损伤，同时保证整体完全拉长，在做拉伸前，一定要通过按摩放松肌肉。如果在拉伸前没进行按摩，即使采用同一姿势，被拉伸的也有可能不是目标肌肉而是其他肌肉，所以我们一定要按照本书介绍的方法进行按摩。

前面已讲过，拉伸可分为静态拉伸和动态拉伸，拉伸顺序是先做静态拉伸，后做动态拉伸。如果将静态拉伸视为数学中的加法和减法，动态拉伸可以视为乘法和除法。若从动态拉伸开始做，变短的肌肉无法完全拉长，可能会引发错误的动作。应先用静态拉伸充分拉长肌肉，再用动态拉伸熟悉正常使用肌肉的方法。

一般来说，按摩、静态拉伸、动态拉伸能在一定程度上消除疼痛，本书中还增加了一个环节，就是强化程序。本书的最终目标是消除和预防疼痛，那就要把重建的身体平衡保持到底。但是，日常生活中的某些活动一定会破坏身体平衡、使肌肉变短。而强化程序就是强化已矫正的肌肉，使其不再变短，是巩固的环节。

拉伸顺序与建筑物重建顺序相同：推倒老建筑物（按摩），垒基石（静态拉伸），搭建骨架（动态拉伸），用混凝土加固（强化程序）。如果感到疼痛，就不要随便进行拉伸，按一定的顺序重建身体很重要。

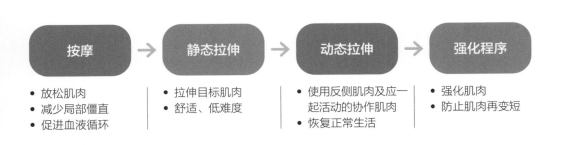

　　拉伸都是有顺序的，方法也是多种多样的，拉伸时必须遵守的注意事项都是一样的：在保持平稳呼吸的状态下，将强度控制在可承受范围内，无论本人认为自己身体多么柔软都不得超过本书所述的正常关节活动范围（参照第35页）。
　　每个人都应参考各拉伸页面中详细记述的各部位注意事项，进行安全拉伸。

应下意识做出的
正确姿势

经常听到别人对自己说"要用正确的姿势啊",或者每次都反复对自己说要注意姿势的人,要注意了。

我们的许多姿势都是下意识地做出来的。小脑在保持姿势、保持平衡的过程中充当着重要角色,无须有意识地努力,能自动处理。在小脑的影响下,如果想做出正常的姿势,肌肉应具有适当的长度和力量,并有正常的活动形式。只有这样,内部肌肉和稳定性肌肉共同作用,才能做出正确姿势。肌肉变短或者僵硬的身体、肌肉无力的身体,会摧毁小脑的无意识形式,做出非正常的动作和错误姿势。

有人会说,有意识地矫正错误姿势不就解决了吗?从结论来看,这个方法反而可能会起反作用。有意识地做出姿势,就不是小脑而是大脑在调节肌肉,此时被使用的肌肉是外部肌肉,即用力做动作的肌肉。即使从外表看采取了正确的姿势,因为使用了与作用不符的肌肉,保持该姿势反而不舒服、有负担。另外,因为是通过有意识的努力而做出的姿势,所以,哪怕只有一点走神,动作姿势也会马上变形。

如果平时无法下意识地做出正确姿势,应拉伸那些影响做出正确姿势的肌肉,给予有益刺激,将肌肉使用顺序矫正为正常顺序。只有这样才能下意识地做出正确姿势。

保持有意识及下意识姿势的肌肉使用结果

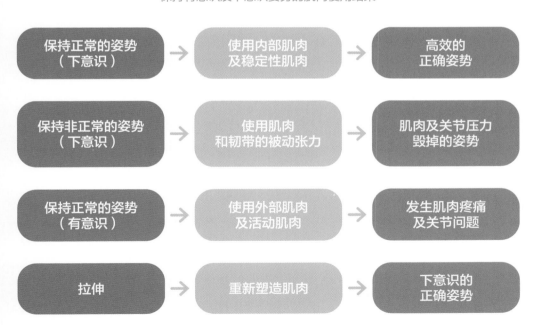

保持正常的姿势 （下意识）	→	使用内部肌肉 及稳定性肌肉	→	高效的 正确姿势
保持非正常的姿势 （下意识）	→	使用肌肉 和韧带的被动张力	→	肌肉及关节压力 毁掉的姿势
保持正常的姿势 （有意识）	→	使用外部肌肉 及活动肌肉	→	发生肌肉疼痛 及关节问题
拉伸	→	重新塑造肌肉	→	下意识的 正确姿势

拉伸打造健美的
肌肉

　　有很多人希望拥有强健、帅气的肌肉，于是过度使用哑铃等器械挑战高强度运动。实际上，若想得到强健、帅气的肌肉，一定要同时做拉伸。

　　拉伸是拉长肌肉的运动，不是强化肌肉的运动。怎样做拉伸才能让肌肉变强健呢？答案在于肌肉的长度。

　　如果姿势不对或者只做强化肌肉的高强度运动，肌肉会部分变短。变短的肌肉与正常肌肉相比，力量很难变强。即使锻炼了，大小还是很小，整体上看形状也未变大。那是因为，只有肌肉为正常长度时，才能正常得到锻炼。让变短的肌肉变得强健是有局限的。

　　来跟做一下下面的动作吧。先在握拳的状态下半打开手后重新握拳，再在将手完全打开的状态下重新握拳。反复做5次后，身体就能熟练起来。手打开一半后重新握拳时，能确切感受到力量没有均匀地延展到肌肉的所有部分。

　　只有确保肌肉的长度，才能扩大用力的范围，才能练出大块肌肉。短小的肌肉难以很好地用力。另外，在肌肉变短的状态下，因肌肉变硬，还可能毁掉身体线条。以这种肌肉运动，只会让使用部分突显出来，也不美观。所以，想打造健美的身体时，拉伸是不可或缺的。

做拉伸时，
上下关节共同参与

　　在拉伸时，不要只拉伸疼痛的部位，与之相应的上下关节肌肉也要一起拉伸。这是因为很多肌肉的首和尾都与其他肌肉重叠或者连接。

　　以平时经常使用的肩关节为例。连接躯干的胸部肌肉和连接手臂的肱二头肌在肩部重叠。所以，肩部疼痛时，除了拉伸肱二头肌，还应拉伸连接着肱二头肌的手肘，这样肩关节才能活动自如。

　　在我们的身体中，有很多像这样穿过两个以上关节的多关节肌肉。另外，大部分关节都与上下两方的关节和肌肉相连。如果不拉伸发生问题关节的上下关节，疼痛就可能会复发。

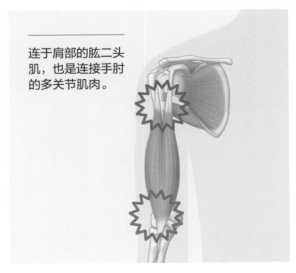

连于肩部的肱二头肌，也是连接手肘的多关节肌肉。

之所以上下部分必须一起拉伸，还有其他的原因。肌肉都由筋膜包裹，筋膜把活动模式相似的肌肉包裹在一起，形成一条线，让身体运动更有效。这些筋膜形成的筋膜线使关节必须一起拉伸才更有效果。因此，如果对属于同一筋膜线的肌肉都进行拉伸，能更有效地消除疼痛。

　　也正因为肌肉是通过筋膜相互连接，所以有以下缺点：如果一个地方出现问题，其他肌肉也会发生问题。拉伸时，将肌肉所连接的上下关节一起拉伸，将属于同一筋膜线的肌肉全部一起拉伸最有效果，对防止复发也有帮助。在腹部拉伸（详见第92页）和大腿后侧肌肉拉伸（详见第90页）中可以感受到躯干和腿随着筋膜线一起活动。

代表性筋膜线分布

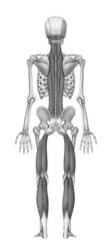 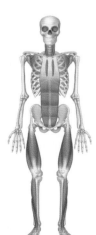 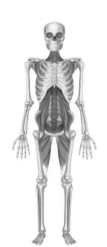 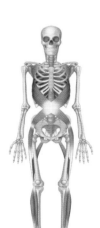 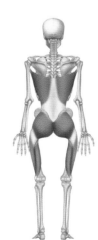

大脑记忆的
高级拉伸，
延伸

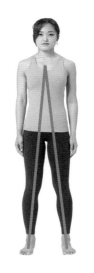
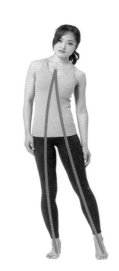

简单地说，拉伸就是拉长肌肉的行为。此外，有比这更好的，就是延伸，英文是elongation。延伸与拉伸相似，不同之处在于，拉伸是单纯地拉长肌肉，延伸是在支撑体重的同时拉长肌肉的高级拉伸。

按上图姿势站立，抬起左侧脚后跟，下意识地身体重心向右移，右侧肩膀变高，右侧躯干自然伸长。这是防止身体重心偏向一侧的身体防御机制，是任何一个正常人都可以很自然地做出的姿势。

但是，正要开始学步的幼儿、神经有问题的患者，或者肌肉疼痛的人，无法支撑身体重心的移动，反而会倒向承受体重的右侧。这种姿势在临床上被称为下倾，英文是collapse，是倒下的意思，在这里指在支撑体重的同时拉长肌肉，因无法承受而倒向一侧的现象。

在走路或者坐着时，因想抓物体而伸手时，人的身体会自然地延伸。但是，已经变短而无法正常使用的肌肉，无法自然地延伸，做出非正常行动的概率很高。身体在正确的姿势下不倒下，运动时要确保用正确的姿势进行拉伸，才能保证平时也自然地做出延伸姿势。

下方三图分别是做右侧背阔肌一般拉伸、延伸、下倾的情形。首先看延伸。将体重全部集中于右侧下半身，自然地使背阔肌拉长。此时承受体重的右腿稳稳地支撑身体，身体的重心在中间安全地支撑着。

再看看下倾姿势，随着身体重心向左倾斜，右侧下肢不受力，右侧背阔肌没有被拉紧感。随着身体的重心向左转移，背阔肌更加紧张，身体左侧也下倾。此姿势不是端正的状态，所以受伤的危险也增大。

参考延伸、下倾姿势，拉伸时身体重心的转移，会带来更高级的刺激。只要保证姿势正确，运动就可以达到专家水平。

本书中有需要注意身体重心移动的下倾姿势，做相应拉伸时，要更加注意身体重心的转移及平衡。

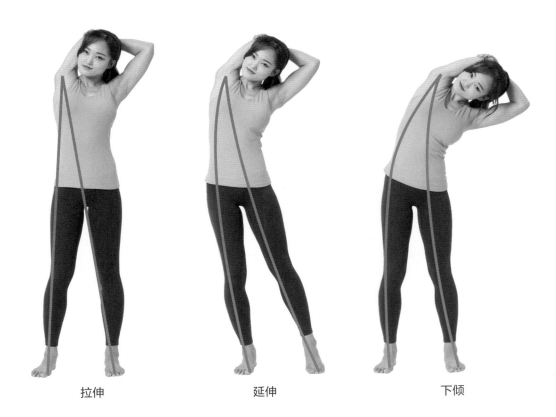

拉伸　　　　　　　　　延伸　　　　　　　　　下倾

正常关节
活动度

　　一个人的身体现在是否能正常活动，有能直接判断的简单测试。健康保险机构使用的身体关节活动范围测定表，可以确认在做各个动作时关节是否处于正常范围内。这是非常基础的动作测试，大部分人都在正常范围内。不在正常范围内的，意味着相应部位肌肉或者关节出现了问题，建议去医院接受诊疗。

肩关节

动作	屈曲	动作	伸展
角度	0~180°	角度	0~60°

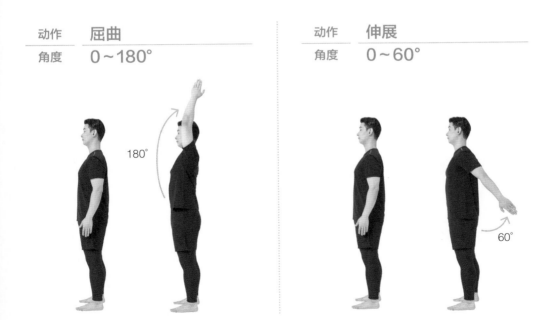

动作	外转
角度	0~180°

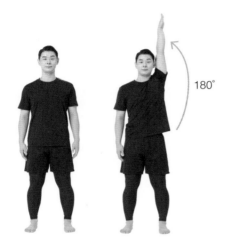

动作	内转
角度	0~45°

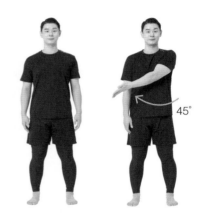

动作	内旋
角度	0~70°

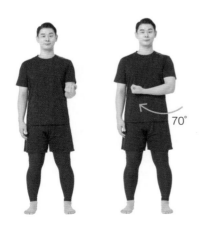

动作	外旋
角度	0~90°

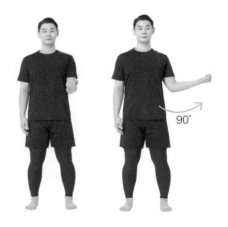

动作	屈曲、伸展
角度	0~150°

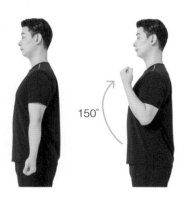

动作	旋后
角度	0~80°

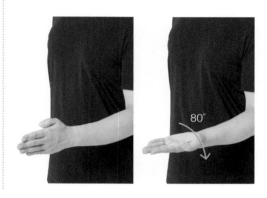

动作	旋前
角度	0~80°

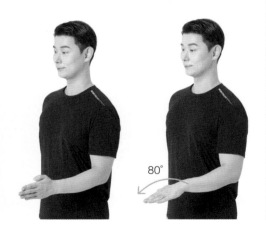

手腕关节

动作	掌屈
角度	0~80°

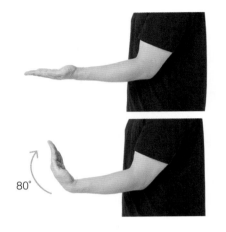

动作	背伸
角度	0~70°

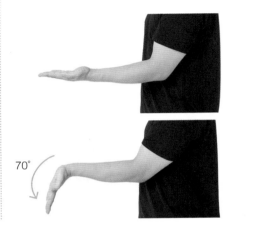

动作	尺屈
角度	0~30°

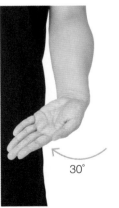
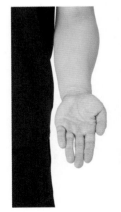

动作	桡屈
角度	0~20°

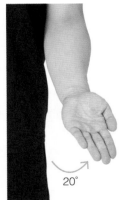

臀部关节

动作	前屈
角度	0~120°

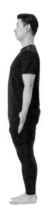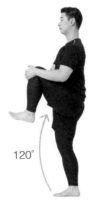

120°

动作	伸展
角度	0~30°

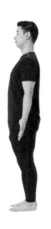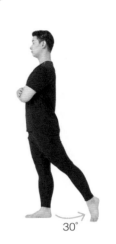

30°

动作	外展
角度	0~45°

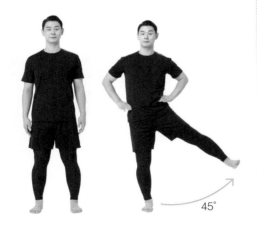

45°

动作	内收
角度	0~30°

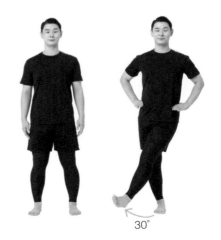

30°

动作	内旋
角度	0~45°

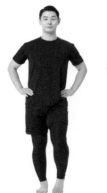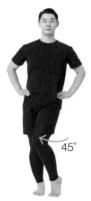

45°

动作	外旋
角度	0~45°

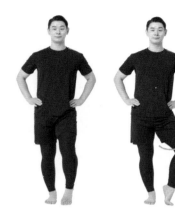

45°

膝盖关节

动作	屈曲、伸展
角度	0~135°

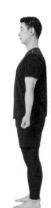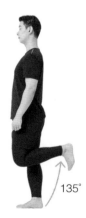

135°

脚腕关节

动作	背屈
角度	0~20°

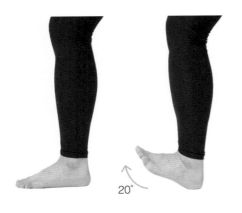

20°

动作	跖屈
角度	0~50°

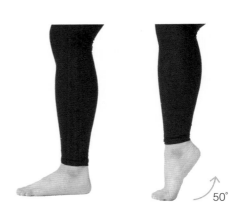

50°

动作	内翻
角度	0~35°

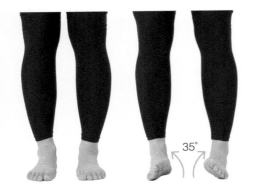

35°

动作	外翻
角度	0~15°

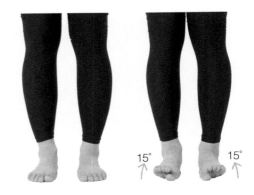

15° 15°

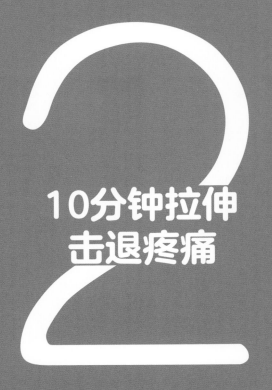

2

10分钟拉伸
击退疼痛

外科患者数较多的
背部与肩部
疼痛

我们普通人大多数时间都看向前方、向前方使用肩和手臂。幼儿在身体前方拿着玩具玩，学生往前伏案写字，上班族把手臂伸向前方敲打键盘。家庭主妇也一样，不会有人将手臂放在身后去做家务。背部和肩部疼痛就源于这样长时间地向前使用手臂。

手臂活动多以前下方为主，例如一直抱着手机看的姿势，整个肩部都向前倾。久而久之，肩部后侧和上侧肌肉因过度拉长而变得脆弱，肩部前侧和下侧肌肉却变短、僵直。最终，肩部前侧和后侧肌肉的力量变得不均衡，肩关节动作异常。

手臂做动作时，肩部中后侧和上侧肌肉在后面起到支撑的作用，被称为稳定性肌肉。如果在稳定性肌肉变脆弱的状态下，勉强使用手臂，不仅稳定性肌肉不堪重负，活动肌肉也会因承受过度压力而损伤。

稳定性肌肉不仅存在于背部。肩关节由肩胛骨、肱骨、锁骨构成，这些骨头在肋骨上方像齿轮一样相互咬合，完成动作。帮助完成这些动作的肌肉也是稳定性肌肉。如果稳定性肌肉变得脆弱，肩关节处各骨头之间发生问题，周围的肌肉和韧带也会受伤。

还有，与稳定性肌肉相比，变短、僵直的前侧及下侧肌肉，会被更快速、更强烈地使用。比起变短、变硬的前侧、下侧肌肉，活动后侧肌肉会更好，只要使用手臂，变短、变硬的前侧肌肉就会先动起来。这样下去，后侧和上侧的肌肉无法正常发力，或者因为过度拉长而感到疼痛，肩部永远无法重新找回正常活动节奏。

例如，试着将手臂从身体侧面抬起至与肩同高，再抬到头部上方。此时，肩胛骨向上抬高60°左右，肱骨向上抬高120°左右，共活动180°的角度。但是，如果肩胛骨上附着的肌肉、肱骨上附着的肌肉中有任何一处变短，正常的节奏都会被毁掉。在这种状态下，如果勉强将手臂抬高180°，参与此动作的肌肉会被过度使用。如果问题长期持续累积，最终就会产生疼痛。

若想消除背部和肩部疼痛，首先应缓解变短、变硬的前侧肌肉及下侧肌肉，充分地伸展。接下来，改变肌肉使用顺序，使后侧和上侧的稳定性肌肉先动起来，前侧和下侧肌肉就不会过度僵直，背部和肩部就能自然地活动。

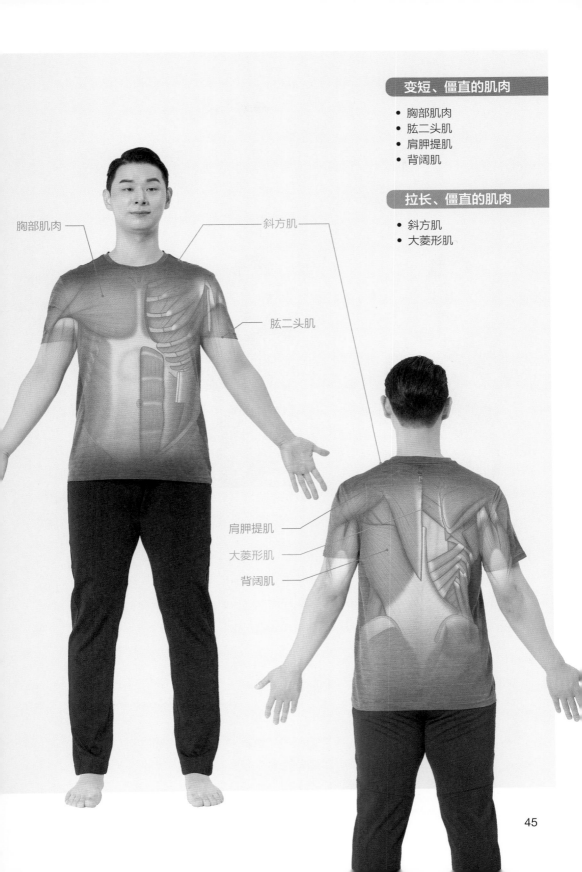

变短、僵直的肌肉

- 胸部肌肉
- 肱二头肌
- 肩胛提肌
- 背阔肌

拉长、僵直的肌肉

- 斜方肌
- 大菱形肌

胸部肌肉

斜方肌

肱二头肌

肩胛提肌

大菱形肌

背阔肌

45

👤 自我检查

① 肩关节撞击综合征及疼痛检查
肩部前侧及上侧疼痛

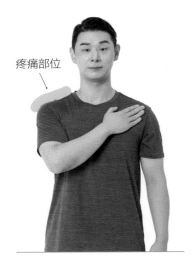

疼痛部位

1　将一只手搭在对侧肩部。

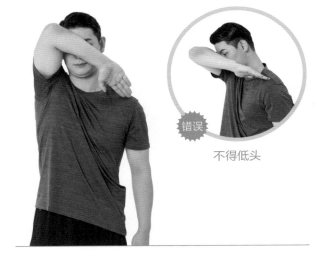

错误

不得低头

2　自然地抬肘，去贴额头。换另一侧再做同样的动作。

检查！

☐ 肩部疼痛。

☐ 手肘无法贴到额头。

☐ 因肩关节变硬，手臂无法抬起，只能耸肩。

☐ 手肘无法完全上举，低头才能完成。

▶ 如果有上述症状之一，就可能已经发生因肩关节撞击、夹挤等问题导致的肌腱或软骨损伤，今后发生肩部疼痛的概率很高。

② 肩部可动性及疼痛检查
肩部后侧及下侧疼痛

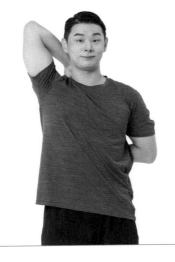

肌肉发达的男性，也有很多手指无法相触，应注意鉴别。

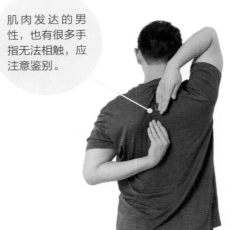

1　抬起一侧手臂，向后伸向肩部下方，另一侧手臂从下沿背部向上抬起，使两手手指尖相触。

2　换另一侧再做同样的动作。

检查!

☐ 肩部疼痛。

☐ 伸向肩部下方的手臂碰不到肩胛骨上方。

☐ 从背部向上伸起的手臂碰不到肩胛骨下方。

▶ 如果有上述症状之一，就意味着肩部活动范围受限，今后发生肩部疼痛的概率很高。

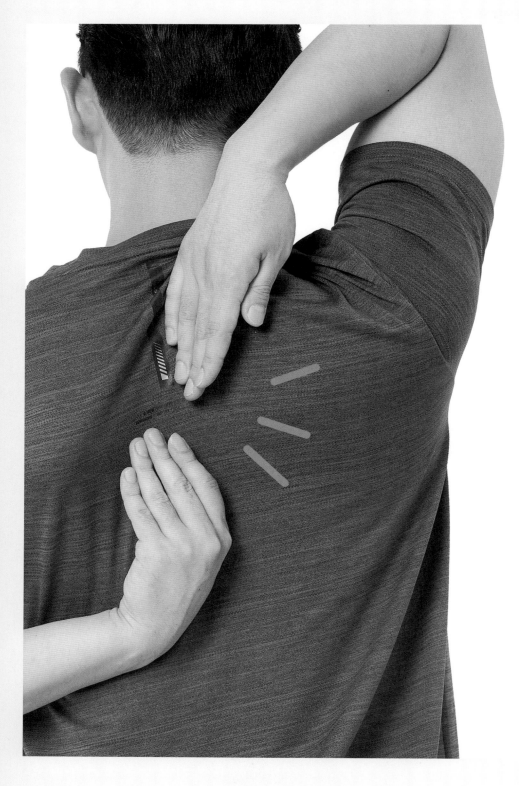

?!

背部与肩部疼痛谜团

手臂抬不上去

　　手臂抬不上去的原因主要有三大方面：放下手臂的肌肉僵直、抬起手臂的肌肉变得脆弱、肩关节不能正常活动。如果手臂不能抬上去，先给僵直的肌肉按摩，然后在不疼痛的范围内练习，直至能正常活动。与完全不运动、听之任之相比，适当活动、阻止肩部肌肉僵直及变得脆弱，也可以让关节正常活动。但是，疼痛严重时忍痛去活动，会造成损伤，所以应在不痛的范围内做低强度运动。

肩部疼痛且发热

　　如果运动前已经发热，肩部受损或者有炎症的概率很高，与用运动来解决相比，还是先去医院为好。在医院通过X射线及超声检查，查看肩部损伤情况，经医生诊疗后再运动也不迟。

准备1 **放松肌肉**的按摩

 腋窝前侧按摩

按摩胸部肌肉和三角肌前束。

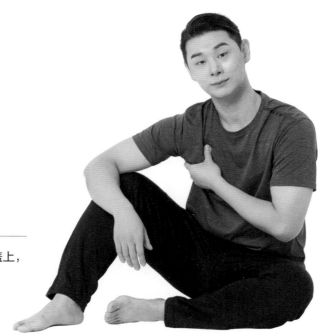

1　将一侧手臂轻搭在膝盖上，
　采取舒适的姿势。

 在这个部位有很多伸向手臂的神经及淋巴结，所以，按摩时要避开豆状的淋巴结和神经麻木的部分，小心按摩。

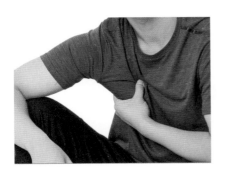 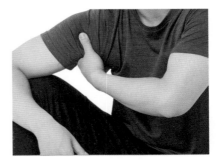

2 用另一侧手指抓住胸部肌肉和三角肌前束，进行按摩。

3 对手臂和胸部进行1分钟按摩。长时间对一个地方进行按摩，可能会造成淤青，所以宜两侧轮换进行。

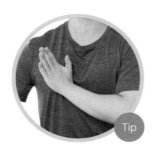

Tip

• 用手掌按摩至胸骨附近，更有效果。

② 腋窝后侧按摩

　　腋窝后侧是背阔肌、小圆肌、大圆肌等各种肌肉重叠的部位，拉伸前通过按摩进行放松，使其相互不妨碍。

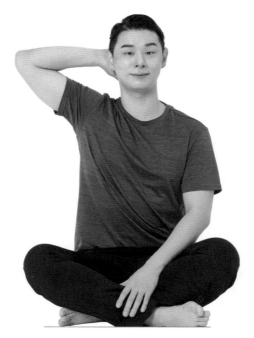

1　将一侧手掌置于后脑处，手臂放松别用力。

 注意!　腋窝处的淋巴结多，按摩时要注意避免用力刺激豆状的淋巴结。

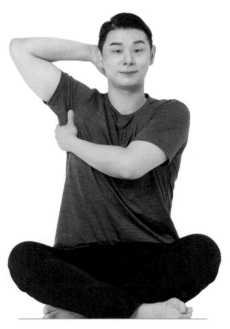

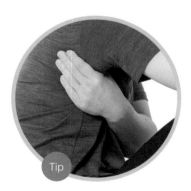

Tip

2 用另一侧的大拇指和其他手指抓
住背阔肌和腋窝后侧再松开，按
摩1分钟左右。两侧轮换进行。

• 肌肉过硬或疼痛严重
时，可将被按摩侧的手
肘放在桌子或膝盖上。

准备2 **腹肌运动**

　　针对背部和肩部疼痛的拉伸，大部分是手臂向后或者向上抬起的动作。

　　此时，起支撑作用、防止腰部过度向后弯的肌肉就是腹肌。

　　在拉伸前，进行轻微的腹肌运动。拉伸时，要注意有可能发生的腰痛。

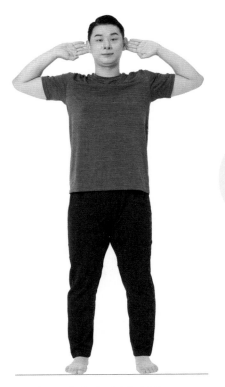

膝盖和手肘无法相触也不要勉强。

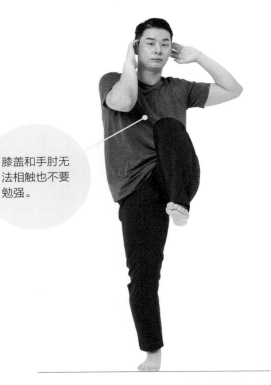

1　将两手指尖分别贴在耳后。

2　弯曲一侧膝盖抬起的同时，向前向下弯曲另一侧手肘，膝盖用力靠近手肘。膝盖与手肘相触后，迅速回到准备姿势。

 注意! 做这一动作时如果腹肌弱，连接脊椎和髋关节的髂腰肌及腰部肌肉压力增加，可能造成腰部疼痛，所以不要勉强，宜逐步增加运动量。

Tip
- 在身体稳定的状态下抬高膝盖才能减少腰部负担。
- 刚开始时，膝盖和手肘有可能无法相触，只要坚持练习，膝盖和手肘会越来越近。
- 感受支撑一侧身体的拉伸，运动时要注意保持重心稳定。

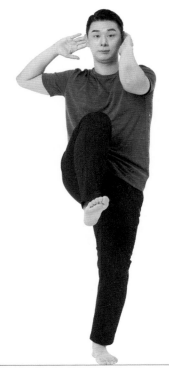

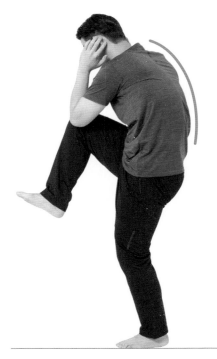

3　另一侧也用同样的方法进行。左右轮换进行，共做30秒至1分钟。控制好速度和强度，以免对肩部和腰部造成伤害。

错误　如果想强行将膝盖和手肘相触，后背变硬的人可能会失去重心。

第1步 **静态拉伸**

 胸肌拉伸

胸肌是将手臂向身体前侧拉的非常重要的肌肉。

抬东西等动作大部分会用到这个地方，所以容易变僵直、变短。

胸肌拉伸，可将肩部打开，减轻背部肌肉所承受的过大负荷。

运动部位 胸肌

运动效果 拉长变短的胸部肌肉，放松肩部周围肌肉，减轻疼痛，打开弯曲的背部，帮助手臂顺畅地向后活动。

时间及次数 做15秒后休息5秒，3次为1组，共做2组。

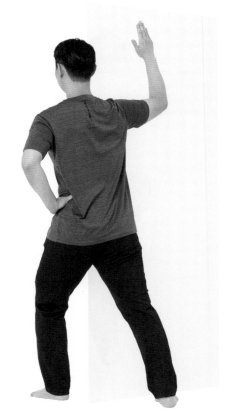

1　左脚向前迈出一步，超出肩宽。右侧手肘上抬至略高出肩部，自然地靠在墙壁上。

 如果胸部肌肉及肩部前端肌肉太过僵直，肩部前、后或者上部可能出现疼痛，所以拉伸前要充分做好按摩。

调整手肘在墙壁上的高度，在肩部不痛的范围内循序渐进地进行练习。

肩部前侧不要过度突出。

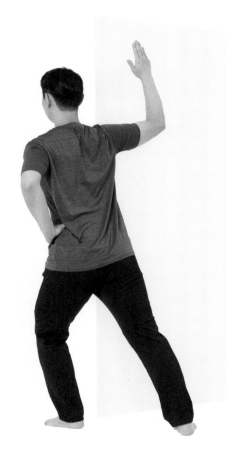

2 右肩轻转向左下方，感觉到胸部被拉伸时停止，保持顺畅呼吸，10～15秒后恢复到准备姿势。休息5秒后再做2次。另一侧也用同样方法进行拉伸。

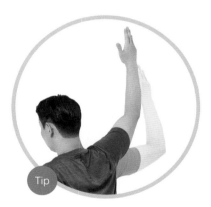

Tip

- 向上或者向下移动手肘靠在墙壁上的位置，全面拉伸胸部肌肉。

肱二头肌拉伸

弯曲手肘、手臂向前抬起时用到的肱二头肌很容易变短。如果肱二头肌变短，会导致手臂前侧变窄、后背弯曲、姿势不端正。

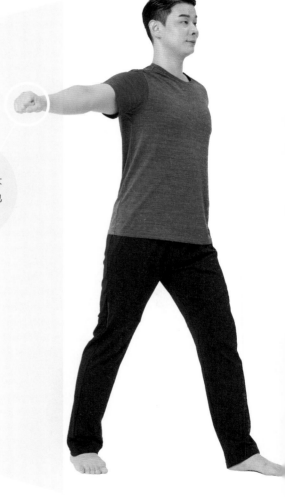

运动部位　肱二头肌

运动效果　拉长变短的肱二头肌，减轻肩部前侧和手肘内侧疼痛，改善弯曲的背部，帮助手肘恢复正常。

时间及次数　做15秒后休息5秒，3次为1组，共做2组。

握拳靠在墙上。拳头所靠位置不同，运动部位也不同。

1　左脚向前迈出一步，与肩同宽。轻握右拳，取舒适位将拳头靠在墙壁上，与肩同高。

 不要让肩部过度向前突出，以免只有肩部前侧肌肉被拉长。

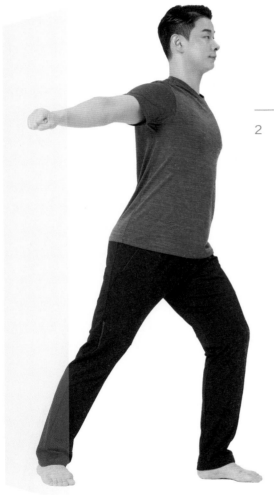

2 右肩轻转向左下方，感觉到胸部被拉伸时停止，保持顺畅呼吸，10～15秒后恢复到准备姿势。休息5秒后再做2次。另一侧也用同样方法进行拉伸。

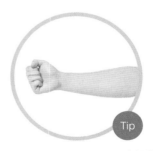

Tip

- 将手稍微转动一下，大拇指朝上，让肱肌受到拉伸。将肱二头肌和肱肌一起练习，效果会更好。

③ 背阔肌拉伸

背阔肌是日常生活中看手机等手臂向前下方使用时经常用到的肌肉，因为主要用于拉的行动或者仅向下方使用，所以容易变短，进而变硬。做背阔肌拉伸，可放松肩关节及腋窝周围肌肉，让变硬的部分放松，手臂也能顺畅地向上抬起。

运动部位 背阔肌

运动效果 改善变短的背阔肌，减轻肩部、肋下、背部疼痛，帮助手臂正常向上抬起。

时间及次数 做15秒后休息5秒，3次为1组，共做2组。

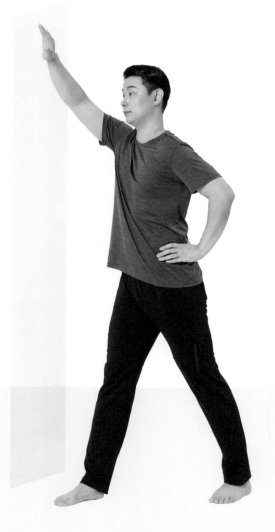

1 右脚向前迈出一步，超出肩宽。右手搭在头上方的墙壁上，小指指向上方。

 注意! 将手搭在墙壁上时，高度应控制在手臂前侧和上侧不疼的范围内。

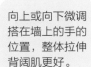

向上或向下微调
搭在墙上的手的
位置，整体拉伸
背阔肌更好。

2 右肩和身体轻轻转向右下方，背阔肌感觉
到被拉伸就停止，保持顺畅呼吸，10～15
秒后回到准备姿势。休息5秒后再做2次。
另一侧也用同样的方法进行拉伸。

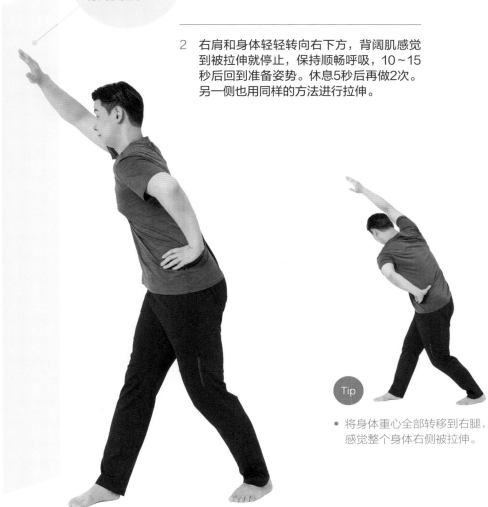

Tip

• 将身体重心全部转移到右腿，
感觉整个身体右侧被拉伸。

第2步 **动态拉伸**

 收肩、开肩

肩胛骨是与肱骨、锁骨一起完成肩关节动作的骨骼。

肱骨、锁骨是肉眼很容易看到的，所以发生问题会马上被发现。而肩胛骨位于躯干的后侧，即使发生问题，也不容易被发现。

这个动作对提高肩胛骨周围肌肉的协调性非常有帮助。

运动部位 肩胛骨周围肌肉

运动效果 改善变短的肩胛骨周围肌肉，使用那些不常被使用的肌肉，从整体上增强手臂的活动。

时间及次数 做30秒至1分钟后休息10秒，共做3次。

1 身体保持舒适站立姿势，打开双手，掌心朝外，让手臂与身体成45°。

2　双臂向前画半圆，双手合掌于身体
　　前方，然后双臂向后画半圆至肩胛
　　骨相互靠近。在肩部不疼的范围内
　　反复做30秒至1分钟。

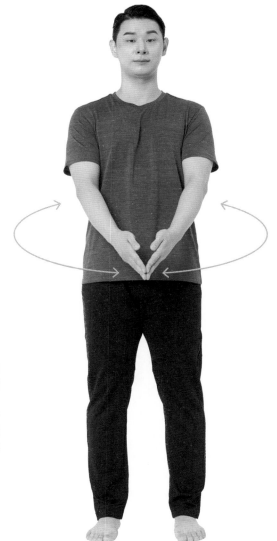

Tip
- 手臂向前画半圆时，大拇指向前；手臂
  在体侧时，大拇指指向天空；手臂向后
  画半圆时，大拇指指向后方。
- 如果加上肩部转动，旋转肌肉也可以一
  起运动。将下垂45°的手臂慢慢上抬至肩
  膀高度，同时刺激肩部上部和下部，效
  果会更好。

注意!　在不疼的范围内前后活动手臂。抬高手臂位置时也仅在不疼的范围内
活动。

四足跪地塌背拱背

一字颈和一字腰之间必然有一字背。一字背与正常曲线背部相比，会让肩胛骨的活动不自然，妨碍脊椎对外界冲击的吸收及肌肉的有效使用。此动作活动肩部前后肌肉，对稳定肩关节和保持脊椎自然曲度有效。

运动部位 胸部、躯干侧面和肩胛骨周围肌肉

运动效果 稳定肩部，增加脊椎自然曲度和自然活动，缓解肩部周围肌肉紧张，减轻疼痛。

时间及次数 做30秒至1分钟后休息，共做3次。

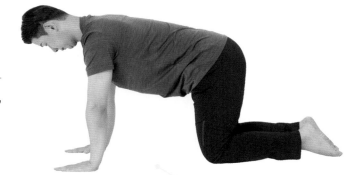

1 双膝跪地，双手手掌撑地，成四足跪地姿势。

初次做的人、肩部力量弱的人、肩部疼痛的人在做的时候可缩短手臂和腿之间的间隔。

 注意! 突然使用脆弱的肩部肌肉，可能造成与肩部肌肉连接的颈部产生疼痛，所以在刚开始练这个动作时不能太过勉强。

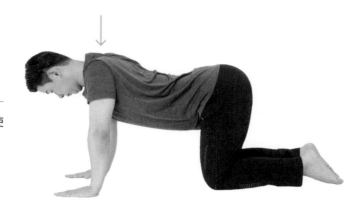

2 手臂外展，肩部放松，使背部低于肩部。

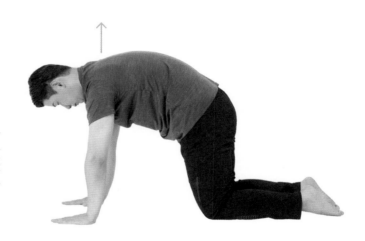

3 手掌推地，背部隆起，使背部高于手臂。在肩部不疼的范围内连续做30秒至1分钟。

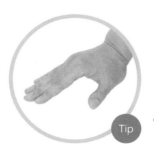

Tip

• 手腕疼痛时，可将手掌拱起成弧形，以减轻手腕的负担。

3　四足跪地石磨运动

除了肩部前侧，肩部后侧、上侧、两侧的肌肉也需要拉伸。这个动作是在肩部支撑体重的状态下，身体向四方活动，是刺激肩部周围肌肉的安全拉伸。对缓解五十肩等肩膀无法自由活动的症状特别有效。如果关节囊没有问题，拉伸刺激应该不太大。

运动部位　肩部后侧、上侧、两侧肌肉

运动效果　增加变短的肩部周围肌肉的长度，缓解五十肩疼痛，扩大关节活动范围，增强肩部周围肌肉稳定性。

时间及次数　做30秒至1分钟后休息，双方向各2次。

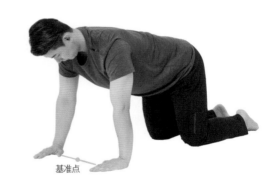

1　双膝跪地，双手手掌撑地，成四足跪地姿势。将两手之间的中点作为基准点。

基准点

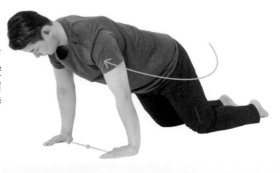

2　向基准点的后方降低身体，按左、前的方向画半圆，刺激肩部。此时，肩膀与地面应保持水平。

 注意！　如果是五十肩患者，若练习强度过大，炎症可能会变得严重，应注意运动强度，循序渐进地扩大范围。

3 按顺时针方向画大圆，自然地经右侧向后画半圆，刺激肩膀。此时肩膀与地面应保持水平。连续做30秒至1分钟。然后，按逆时针方向再做同样的动作。

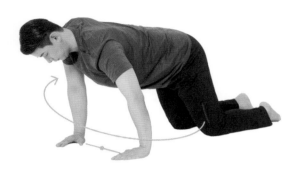
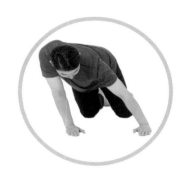

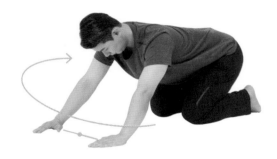

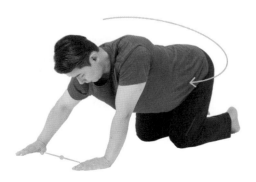
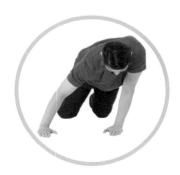

Tip

- 小心避免手腕疼痛。
- 如果初次做此动作时转动身体有困难，可先进行左右或前后的分解练习，熟练之后再合并进行。

W-Y运动

此动作有拉长容易变短的肩关节前侧和下侧肌肉的效果，是有益于提高肩部周围肌肉协作性的运动。如果做此动作时姿势不好，即使现在肩部不疼，今后也有可能会发生肩部疼痛。

运动部位　肩部周围肌肉

运动效果　增加变短的肩部前侧和下侧肌肉长度，增强肩部周围肌肉之间的协作能力。

时间及次数　做30秒至1分钟后休息10秒，共做3次。

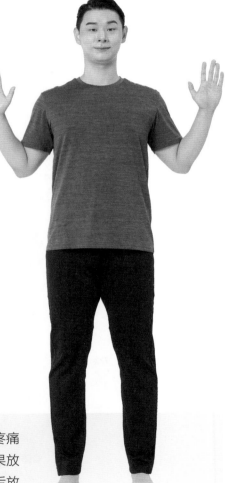

1　保持舒适站姿，双臂下垂与身体成45°，手臂从手肘处往上抬，弯成W字形，掌心向前。

 手臂向后上方抬起时，应在不产生疼痛的范围内进行，以防肩部损伤。如果放下手臂时有疼痛感，则避免手臂向后放下，应向前放下，保证安全。

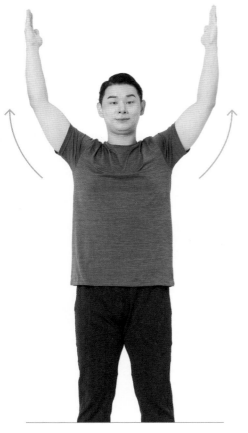

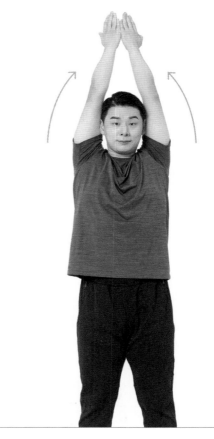

2　收紧腹部，手臂尽量向上打开成 Y字形，手的小指一侧朝向前方。

3　张开的双臂打直，靠向头部两侧。双手小指在耳朵上方相触，然后手臂向外侧旋转，再回到准备姿势。连续做30秒至1分钟。

Tip
- 像流水一样自然地连续进行，不要中断。
- 手臂向后伸展的程度、向上抬起的程度、手的位置、向外侧旋转的程度，应在不疼的范围内循序渐进地增加。
- 手臂成Y字形和打直并抬起时，如果肩膀未感到负担，还可增加向上耸肩的动作。

每天10分钟
背部与肩部拉伸

本部分将一些消除背部和肩部疼痛的动作归纳、整理成了一套。坚持每天做10分钟，能有效消除背部和肩部疼痛。

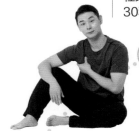

腋窝前侧按摩（详见第50页）
轻柔按摩
30秒，两侧各1次

开始

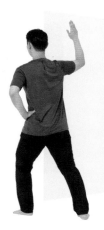

胸肌拉伸（详见第56页）
变换手肘高度
保持15秒+休息5秒，3次
两侧各1组

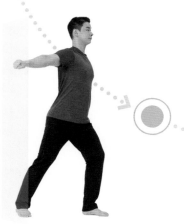

肱二头肌拉伸（详见第58页）
拳眼向前，保持15秒+休息5秒，3次
两侧各1组

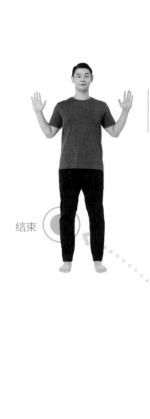

W-Y运动（详见第68页）
在不疼的范围内
运动25秒+休息5秒，2次

结束

四足跪地塌背拱背（详见第
64页）
动作要缓慢
运动25秒+休息5秒，2次

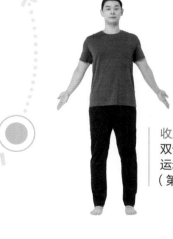

收肩、开肩（详见第62页）
双臂一起活动
运动25秒+休息5秒，2次
（第2次时可提高一点手臂）

背阔肌拉伸（详见第60页）
在关节不疼的范围内
保持15秒+休息5秒，3次
两侧各1组

强化程序

 膝下击掌

肩膀后倾或者向上抬起的动作会给腰部带来负担。
所以，做肩部运动时兼做腹肌运动很重要。
此动作在做肩部运动的同时，还能帮助强化小腹肌肉及臀部肌肉。

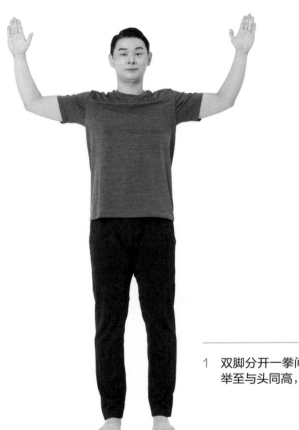

1　双脚分开一拳间距站立，双手上
　举至与头同高，掌心向前。

 上身不要过于向前弯曲。在不疼的范围内逐渐达成正确姿势。

2　抬起单侧腿，同时，双臂向下，手指在膝盖下方相触，再回到准备姿势。

3　换另一侧按同样方法进行。左右轮换，连续做1分钟左右。

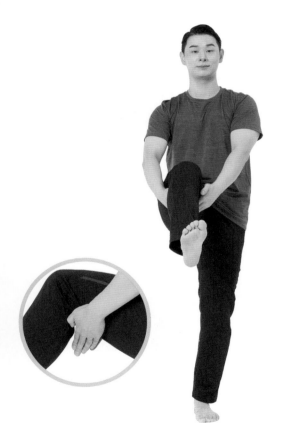

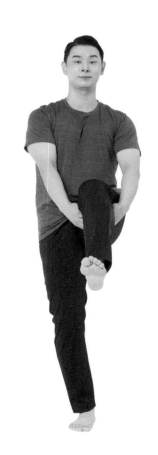

• 单独进行手臂练习后，再加腿部动作会更容易完成。
• 如果臀部肌肉、大腿后侧肌肉变短，应在做此动作前对相应部位做好拉伸。

火车轮运动

火车轮运动以肩部中心轴为基准画圆，可以视为猫式俯卧撑的高级版本。此动作可以提高肩部前后上下肌肉、脊椎的协调能力。

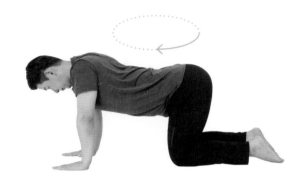

1 四足跪地，手肘微弯曲，肩部放松，背部下沉。

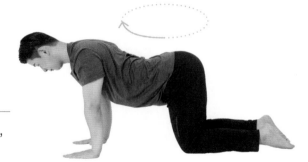

2 在双手与膝盖固定的状态下，将头和身体充分地向前伸直。

 突然使用变得脆弱的肩部肌肉，可能会让与肩部肌肉连接的颈部产生疼痛，所以在运动初期不要太勉强。

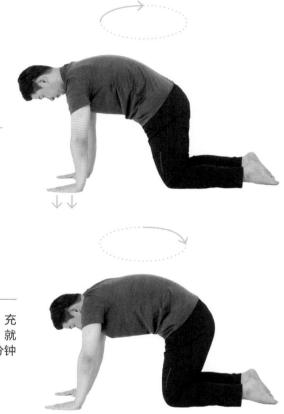

3　用手推地，将头部和身体向上抬。

4　将向上抬起的头部和身体向下降，充分向后。身体画圆，并连续进行，就像火车轮滚动一样。做30秒至1分钟后，换方向再做。

- 如果能让胸椎与腰椎随着身体向上、向下则更好。
- 很难从第一次就保证动作很标准，可先分别练习1、2和3、4。

③ 猪尾运动

猪尾运动是动用包裹肩部的各种肌肉的综合运动。

在充分做完针对各部分肌肉的单项练习后再进行此动作的练习，肩部肌肉会比较容易活动。

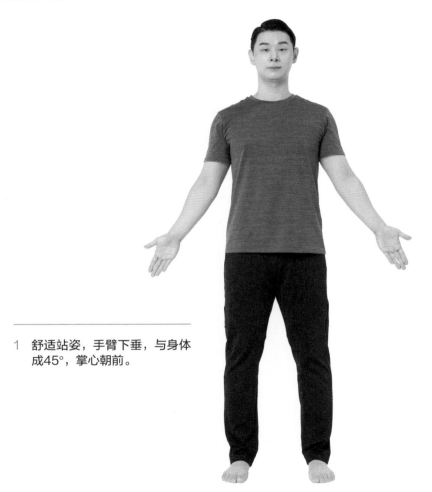

1 舒适站姿，手臂下垂，与身体成45°，掌心朝前。

 在不觉疼痛的范围内进行。手臂下垂时如果感觉到疼痛，则不要向侧面垂下手臂，可向前垂下手臂。

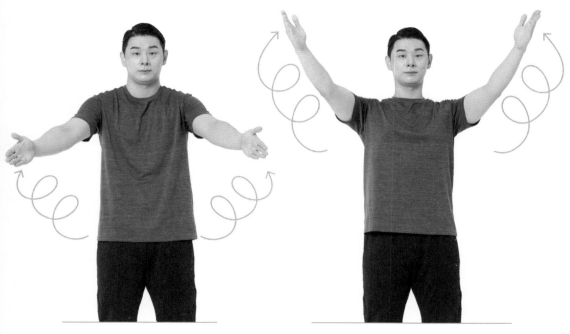

2 手臂在前方向上、向后画圆，肩部也一起动。

3 持续转动肩部，双手反复像画螺旋形猪尾一样画圆。手臂充分向上抬起，肩膀向后、像画大圆一样转动手臂，之后回到准备姿势。在不疼的范围内进行30秒至1分钟。

Tip
- 先单独练习转动肩部的动作和向上抬起手臂的动作，再合在一起练习，更容易上手。
- 在不觉疼痛的范围内，循序渐进地抬高手臂，画大圆。
- 身体随着手臂自然地前后活动，注意保持重心。

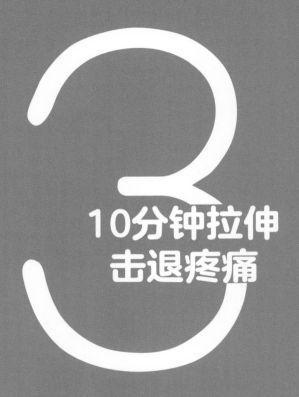

3

10分钟拉伸
击退疼痛

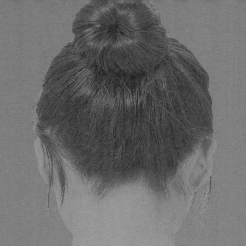

各年龄段住院患者数较多的

腰部
疼痛

腰一辈子都没痛过一次的人几乎没有，对久坐的人来讲，腰痛更常见、更严重。腰痛时，大部分人只想着进行腰部运动或者腰部治疗。实际上因为其他地方有问题导致腰痛的情形也不少。

腰痛的原因大体有三个：肩部问题、腰部问题、骨盆问题。

第一，肩部问题造成的腰痛。手臂只向前使用，肩部前面肌肉变短导致肩内扣。如果肩部前后无法实现均衡，头部和手臂的重量就不再由肩膀承担，而是由上腰部，即腰背部来承担，时间一长，相应部位就会产生疼痛。

第二，腰部问题造成的腰痛。随着腹肌变短、变得脆弱，腰部也会产生疼痛。如果身体前侧肌肉变短，脊椎的自然曲线消失，脊椎会变成一字形。正常脊椎平时像弹簧一样起到支撑体重、吸收冲击的作用，变成一字形的脊椎无法承受体重和冲击，就会产生疼痛。正常的身体肌肉像腰部保护带一样支撑着脊椎，变脆弱的肌肉做不到这样，疼痛只能更严重。

第三，骨盆问题造成的腰痛。如果骨盆肌肉、腿部肌肉变短，每当向侧面或前面弯曲时，为代替变短变僵硬的肌肉，柔软的腰部肌肉会被拉得更长并受力。如果动作反复，相应部位压力累积，就会导致疼痛。

虽然腰痛的原因可简单地分为以上三种，但实际上疼痛的原因很复杂。三个部位中有一个出现问题，就会发生急性畸变，持续的压力还会导致椎间盘退行性改变、退行性腰椎管狭窄症等。

肩部和骨盆是用力的关节，腰部则不同，像弹簧一样吸收冲击，是起支撑作用的关节。所以，为了预防和改善腰部疼痛，就要矫正、强化代替腰部用力、活动的肩部和骨盆周围肌肉。最佳的解决方案是，通过拉伸恢复肌肉的长度，坚持做各种使用肌肉的运动，消除腰部疼痛。

特别是有上腰部的柱子之称的竖脊肌，如果过度使用会导致腰部疼痛。竖脊肌出问题时，代替它工作的是臀部肌肉或肩部后侧肌肉。

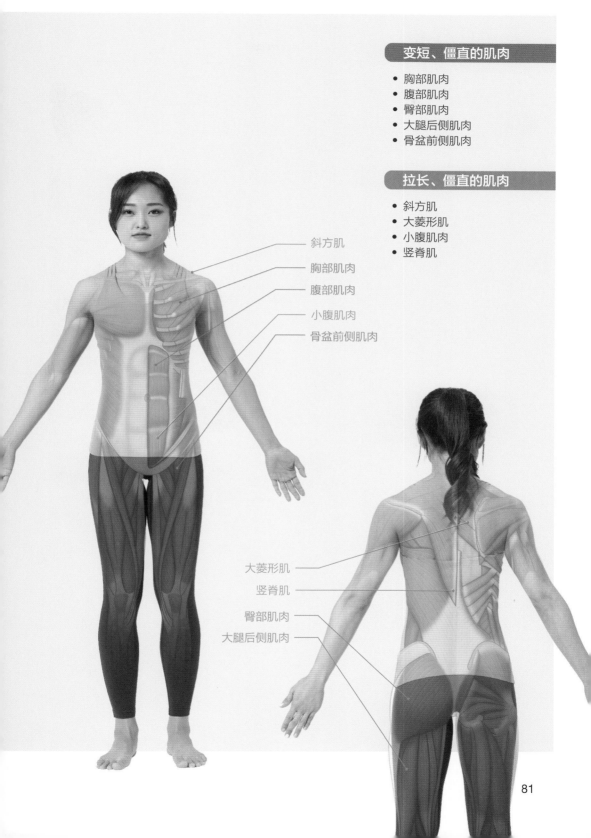

- 胸部肌肉
- 腹部肌肉
- 臀部肌肉
- 大腿后侧肌肉
- 骨盆前侧肌肉

拉长、僵直的肌肉

- 斜方肌
- 大菱形肌
- 小腹肌肉
- 竖脊肌

斜方肌

胸部肌肉

腹部肌肉

小腹肌肉

骨盆前侧肌肉

大菱形肌

竖脊肌

臀部肌肉

大腿后侧肌肉

自我检查

1 身体弯曲检查
腰痛、腿麻

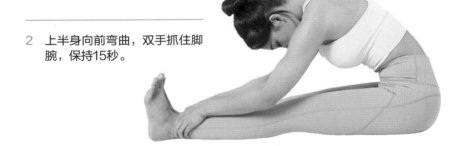

1 坐于地面，并双腿，
向前伸直。

2 上半身向前弯曲，双手抓住脚
腕，保持15秒。

检查！

☐ 上半身前弯时腰疼。

☐ 腿麻或腿疼。

☐ 手碰不到脚腕，甚至无法超过小腿中部。

☐ 身体直立时或做完此检查后腰疼。

▶ 如果有上述症状之一，就意味着有腰痛问题或今后发生腰痛的可能性很大。

② 腰部伸展检查
腰痛、腿麻

1 趴在地面上，双手自然地放在脸旁。

2 双臂伸直，腰向后仰，形成弯曲。

检查！

☐ 后仰时腰疼。

☐ 腿麻或腿疼。

☐ 腰部无法正常弯曲。

☐ 后仰或做完此检查后腰疼。

▶ 如果有上述症状之一，就意味着有腰痛问题或今后发生腰痛的可能性很大。

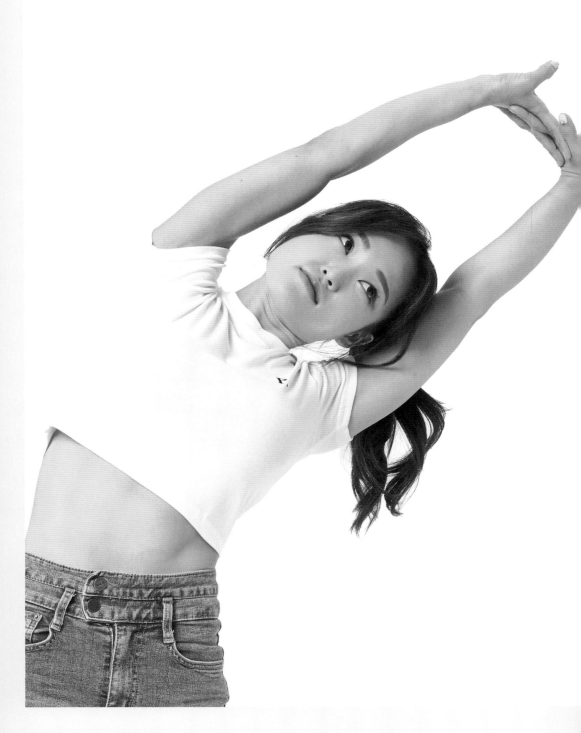

?!

腰痛
谜团

**弯腰的动作会
不会导致腰椎
间盘突出**

像猫式、牛式运动（第98页）一样的弯腰动作，是将腰椎间盘向后面推的，可以暂时将腰部的S形曲线变成一字形。但是，如果在不疼的范围内适当进行，可以强化腹肌、增强腰肌的稳定性。如果不是因为急性腰椎间盘突出而卧床，建议在不疼的范围内练习腹肌拉伸等腰部伸展运动和猫式、牛式运动等弯腰动作。躺着进行上半身上抬等练习时，随着腰部的弯曲，身体重心向腰部转移，对腰椎间盘会产生更大负担，所以要尽量避免。

**如果腰疼，是
否需要强化竖
脊肌**

强化竖脊肌对缓解疼痛有帮助。但是，腰部像弹簧一样支撑着上半身，所以，少用腰部更好。相比之下，更建议强化臀部肌肉或者肩部肌肉，从而减少腰部负担。我个人见过很多因运动强化竖脊肌而导致腰部肌肉僵直、疼痛的情况。所以，最好避免单独强化竖脊肌，宜通过综合性运动来加以改善。

准备 **放松肌肉的按摩**

 臀部肌肉按摩

　　臀部肌肉是经常代替腰部工作的非常重要的肌肉。如果臀部肌肉变短，就会造成腰部肌肉过度使用，给腰部带来负担。臀部肌肉较厚，很难拉伸，所以在拉伸前应通过按摩进行充分放松。

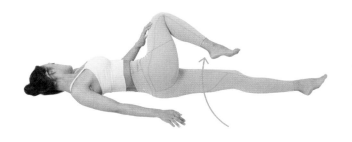

1　平躺于地面，抬一条腿，屈膝，使大小腿成90°，身体倒向另一条腿外侧。

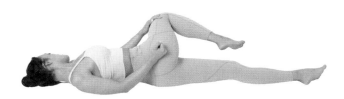

2　用对侧手按着膝盖，腿部放松后，用同侧手握拳敲打臀部30秒。两侧轮换进行。

Tip

• 如果因手臂无力等原因难以独自完成，可在他人的帮助下进行按摩。

注意!
　　腿倒向对侧时，可能会产生疼痛。如果腹股沟有被掐一样的疼痛，就不要用手按膝盖，注意在不疼的范围内进行扭转。

2 减少腹压的按摩

　　腹部位于腰部的前面，里面有多个脏器。如果腹部压力上升，腰部骨骼会被推向后方，影响腰部正常弯曲，变成一字腰。正确的按摩可降低腹压、减少腰部负担。

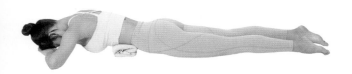

1　趴下，卷2~3条毛巾放在骨盆上方，将手垫在额头下。

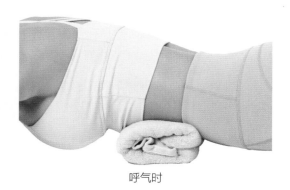

呼气时

2　呼气时收腹，使毛巾"进入"腹部凹陷处；吸气时用胸腔吸，连续做30秒，让毛巾持续对腹部进行压迫及放松。之后休息10~20秒，再重复做2~3次。

 Tip　• 毛巾数量应循序渐进地从1条增加到3条，逐渐增加厚度。

 注意!　横膈膜、腹部肌肉及筋膜、肋间肌等如果处于严重变短状态，会导致呼吸困难，身体非常不适。此时，要多注意疼痛及不适感，在短时间内低强度练习。如果练习时用较硬的物品代替毛巾，肋骨可能受压迫，应注意不要造成骨折。

第1步 **静态拉伸**

 臀部肌肉拉伸

臀部肌肉是连接上半身和下半身的最强肌肉。如果臀部肌肉无法正常发挥作用，腰部为代替其工作而过度用力，就可能会产生疼痛。

我们可通过臀部拉伸来预防和消除疼痛。

运动部位 臀部肌肉（梨状肌）

运动效果 增加变短臀部肌肉长度，帮助肌肉放松，减轻腿部神经发麻及疼痛。

时间及次数 做30秒后休息10秒，2次为1组，共做2组。

1 坐在椅子上，将一侧脚腕放在另一侧大腿上方。

 注意! 不要因为膝盖无法落下而强压膝盖。
在髋关节前侧不发生掐拧般疼痛的限度内进行。

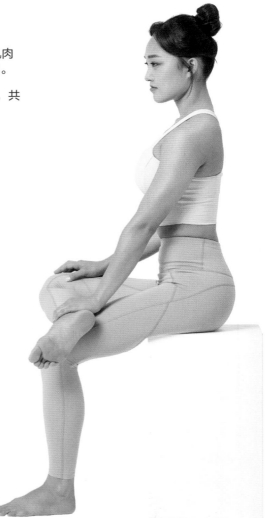

2　用手肘按压着膝盖，上半身向下弯，感觉臀部外侧和下侧有拉伸感，保持30秒。换另一侧用同样的方法进行拉伸。

 Tip
- 上半身下弯时，注意展开胸部，后背、腰部不要弯曲。
- 如果将重心放在屈膝一侧的臀部上，可以给肌肉更好的刺激。

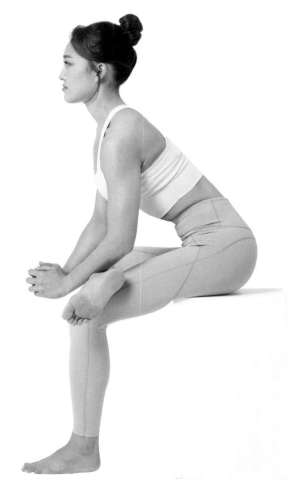

大腿后侧肌肉拉伸

附着于骨盆的大腿后侧肌肉，参与髋部伸直和膝盖弯曲，维持膝关节稳定性。如果大腿后侧肌肉变短，向前或者向上抬起膝盖时，代替此肌肉工作的腰部肌肉会被强制拉长，给腰部带来负担。如果这种情况长期存在，可能会导致脊椎自然曲度消失，成为一字腰。为了在每次活动下半身时，腰部少承受压力，应坚持拉伸大腿后侧。

运动部位	大腿后侧肌肉
运动效果	增加变短臀部肌肉长度，帮助肌肉放松，增加骨盆活动，减轻腰痛，保持腰部自然曲度。
时间及次数	做30秒后休息10秒，2次为1组，共做2组。

上半身完全靠在上抬的大腿上，在不给腰部带来负担的范围内进行拉伸。

1 将一侧大腿上抬，屈膝，脚踩在凳子上，将上半身靠在大腿上。

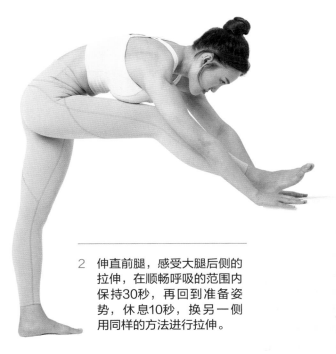

2 伸直前腿，感受大腿后侧的
   拉伸，在顺畅呼吸的范围内
   保持30秒，再回到准备姿
   势，休息10秒，换另一侧
   用同样的方法进行拉伸。

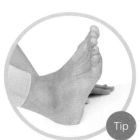

Tip

• 脚腕向后弯，感受更强烈的拉伸。

注意!

在不给腰部带来负担的范围内练习。增加腿部肌肉长度是需要很长时间
的，在可以顺畅呼吸的范围内进行，不要太勉强，以免造成肌肉损伤。
如果拉伸时脚尖发麻应到医院就医。发麻有可能是大腿后侧肌肉压迫神
经引起的，也有可能是腰椎间盘突出引起的。令很多人想不到的是，大
腿后侧肌肉僵直经常会引起脚底发麻，所以，如果拉伸时腰痛不严重，
不用想得太严重，去医院做下检查即可。

腹部拉伸

　　人的腹部和腰部是前、后对应的关系，腹部和腰部相互影响。如果腹部肌肉缩短，会对腰部活动产生巨大制约。日常生活中的许多动作经常缩短上腹部肌肉，如果这种状态长期持续，缩短的腹部肌肉会将腰部向后推，使脊椎的自然曲度消失。拉伸腹部，可恢复腰部的自然曲度，预防腰部疼痛。

运动部位　　腹部肌肉

运动效果　　增加变短的腹部肌肉长度，帮助肌肉放松，
　　　　　　　　增强脊椎灵活性，恢复腰部自然曲度。

时间及次数　　做20秒后休息5秒，2次为1组，共做2组。

1　卧姿，将双手舒适地放在离太阳穴约20厘米处。

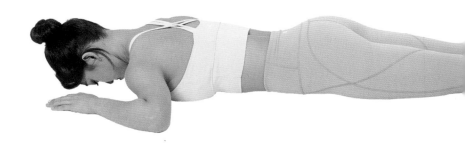

　　在骨盆不离开地面、腰部不疼的范围内进行。如果骨盆离开地面，将比脊椎弯曲运动更强烈。如果拉伸时脚尖发麻，可能会造成腰部问题，应去医院检查、就医。

2　胸向前，上半身抬起。用胸、腹部呼吸，感受
腹部的拉伸。拉伸20秒后，回到准备姿势，休
息5秒。

不是用手推地，要
以身体向前拉紧的
感觉进行拉伸。

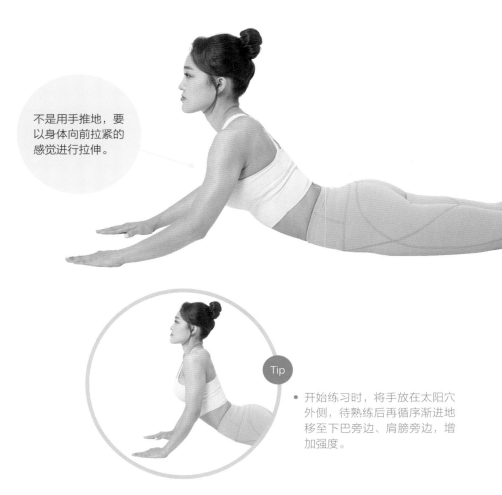

Tip

• 开始练习时，将手放在太阳穴
外侧，待熟练后再循序渐进地
移至下巴旁边、肩膀旁边，增
加强度。

胸部拉伸

如果胸部肌肉变短，与其连接的肩部肌肉也无法正常使用。其结果就是胸部肌肉和肩部肌肉无法承受头和手臂的重量，运动时也无法正常起到支柱的作用。此时，可以代替胸部肌肉和肩部肌肉发挥这一作用的就是腰部肌肉。这种情况如果长期持续，背部和腰部压力长期累积，就可能导致疼痛。拉伸胸部肌肉可阻断这种恶性循环。

运动部位 胸部肌肉

运动效果 放松变短的胸部肌肉，确保肌肉长度，矫正变弯的背部，消除腰部紧张，减轻疼痛。

时间及次数 做10~15秒后休息10秒，2次为1组，共做2组。

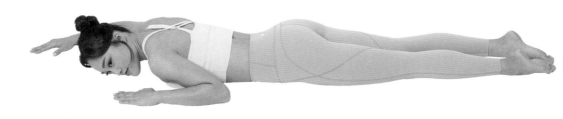

1　趴下，弯曲两侧手肘。一侧手肘放在稍高于肩膀的位置，另一侧手肘贴近身体。

 调节手肘高度，在肩部不觉疼痛的范围内运动。肩部前侧不要过度突出。

2 用贴近身体的手臂支撑起上半身，抬高同
   侧大腿向后侧弯。胸部展开，在不给肩部
   带来负担的范围内体会胸部肌肉的拉伸，
   保持10~15秒，舒适呼吸，然后回到准备
   姿势。

另一侧以同样的方
法进行拉伸。将腿
向后方伸出，让胸
部至腿部全部感受
到拉伸。

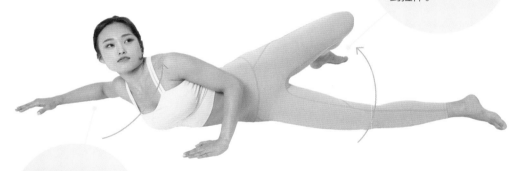

上下微微移动手肘
位置，整体拉伸胸
部肌肉。

Tip • 如果胸部肌肉及肩部前侧肌肉太短，肩部上侧或后侧可能会产生
     疼痛，在做拉伸前一定要按摩腋窝前侧（详见第50页）。

第2步 **动态拉伸**

 骨盆前后拉伸

骨盆在腰部下方，支撑腰部，与腰部一起活动，所以，本应该能顺畅而强有力地移动。但是，现代人多久坐、长时间待在狭小空间内，骨盆很容易变得僵硬。骨盆前后拉伸可修复僵硬的骨盆、减轻腰部负担。

运动部位 骨盆前后肌肉

运动效果 增加骨盆前后肌肉长度，放松肌肉，增强骨盆灵活性，缓解腰部紧张及疼痛。

时间及次数 前后各做15秒，两侧各做2次。

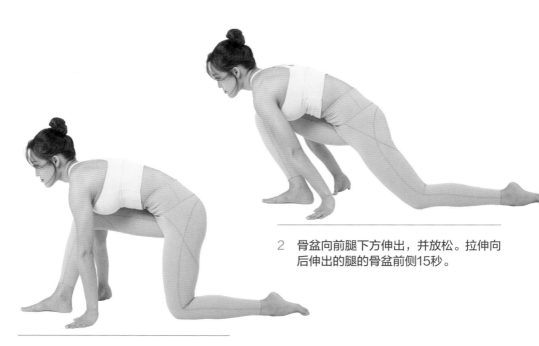

2 骨盆向前腿下方伸出，并放松。拉伸向后伸出的腿的骨盆前侧15秒。

1 一侧腿向前伸出并屈膝，另一侧腿跪地成90°。然后，上半身放松，重心向前，双手支撑于地面。

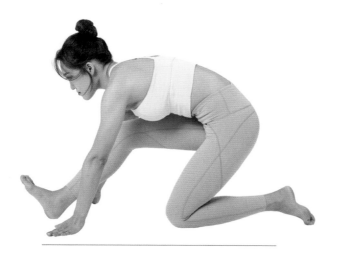

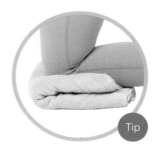

Tip

3　臀部后移，后拉前面弯曲的腿，拉伸大腿后侧肌肉15秒。前后轮流做，连续做3组。另一侧以同样的方法进行拉伸。

- 如果身后方腿的膝盖疼痛，可在膝盖下垫毛巾。
- 上半身始终靠在前方的腿上，避免给腰部带来负担。
- 重心随身体一起移动。

 前方的腿，膝盖如果超过脚尖，可能会给膝盖带来损伤。拉伸骨盆前侧时，应注意膝盖位置。

2 猫式、牛式运动

脊椎由颈椎、胸椎、腰椎、骶骨、尾骨构成。身体活动时，与只活动一个关节相比，多个关节都参与活动各司其职更安全，脊椎也是一样的。这一组动作不只活动腰部，颈部、背部、骨盆全部一起活动。每个关节分担一点，可减轻腰部负担，预防疼痛。

运动部位　脊椎肌肉及骨盆肌肉

运动效果　增强脊椎和骨盆的灵活性，放松腰部和骨盆肌肉，减轻疼痛。

时间及次数　上下连续做10秒，各3次为1组，共做2组。

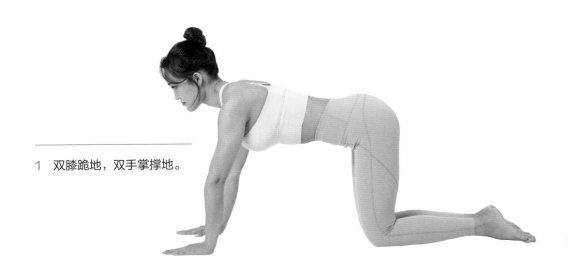

1　双膝跪地，双手掌撑地。

　在不给腰部带来负担的范围内，逐渐扩大上、下运动的幅度。

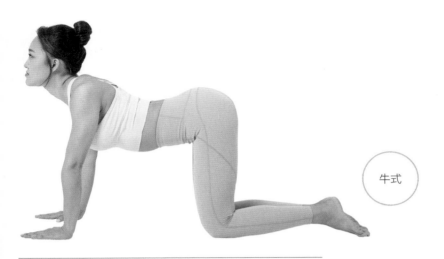

牛式

2 抬头看上方，放松肩膀、背部、腰部，脊椎整体曲线
向下凹，整个身体成牛的姿势，保持10秒。

Tip
• 注意让颈、背、腰
椎全部活动起来。

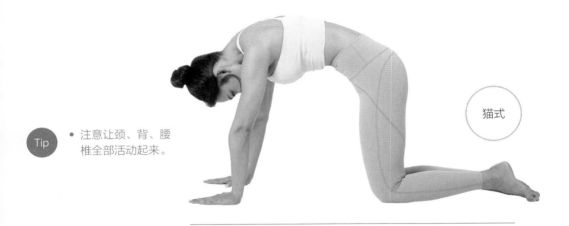

猫式

3 双手推地，低头看向肚脐，拉伸小腹，使背和腰上拱成圆
弧形，整个身体成猫的姿势。保持10秒，然后恢复到牛的
姿势。两种姿势轮换进行。

抬膝行走

　　身体的各种活动都围绕一个看不见的轴平衡地进行。例如，走路时，一侧手臂向前时另一侧的腿向前一起活动。以脊椎这个轴为基准，两侧配合着活动，达到身体的平衡，可减轻腰部负担，使肩部和骨盆柔和活动。但是，如果某一侧肌肉变短，身体的整体活动就会失衡。

运动部位　肩部、脊椎、骨盆肌肉

运动效果　全身柔和活动、促进骨盆和肩部的对角线运动。

时间及次数　做30秒后休息10秒，2次为1组，共做2组。

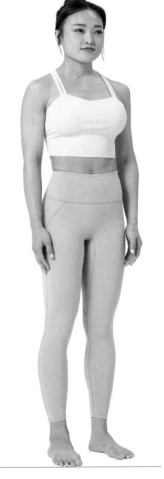

1　站立，双脚分开，留一拳的距离。

 突然使用变得脆弱的腹肌和臀部肌肉，可能会对腰部造成负担。在刚开始做这个动作时，即使腰不疼也一定要留出充分的休息时间。

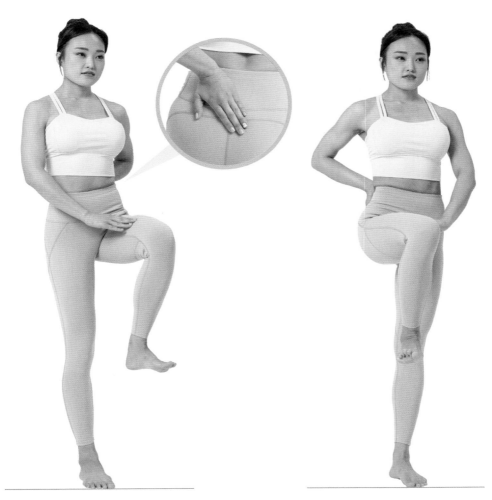

2 左腿抬高，使大小腿成90°，右手轻触大腿中间，左手轻触骶骨中间。

3 回到准备姿势，换另一侧用同样方法进行拉伸。左右轮换，连续做30秒。

Tip
- 轻轻收腹，抬腿时使用腹肌。
- 运动时要挺胸，肩部不要太向前扣。

每天10分钟
腰部拉伸

本部分将一些消除腰部疼痛的动作归纳、整理成了一套。坚持每天做10分钟，能有效消除腰部疼痛。

臀部肌肉按摩（详见第86页）
臀部侧面和后面，做30秒，两侧各1次

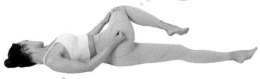

开始

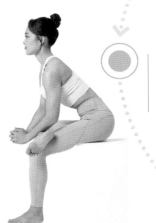

臀部肌肉拉伸（详见第88页）
保持30秒+休息10秒，两侧轮换，每侧2次

腹部拉伸（详见第92页）
保持20秒+休息5秒，2次

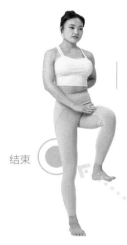

抬膝行走（详见第100页）
运动30秒+休息10秒，2次

结束

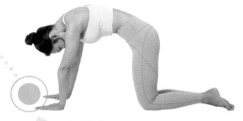

猫式、牛式运动（详见第98页）
上、下连续运动10秒，2次

骨盆前后拉伸（详见
第96页）
**前后连续运动15秒
两侧各1组**

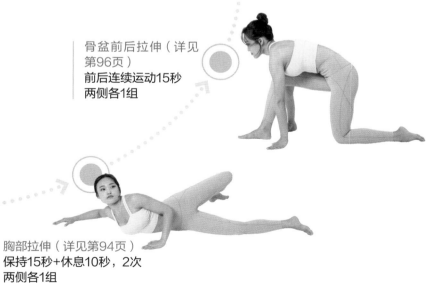

胸部拉伸（详见第94页）
**保持15秒+休息10秒，2次
两侧各1组**

强化程序

 四足跪地对角线抬起

　　在地球上，受重力的影响，身体前侧负责弯曲的肌肉和身体后侧负责舒展的肌肉要正常被使用才能保持身体直立，正常生活。此动作能拉长骨盆肌肉和肩部前侧负责弯曲的肌肉，同时还用到身体后侧负责舒展的肌肉和腰部内侧肌肉。

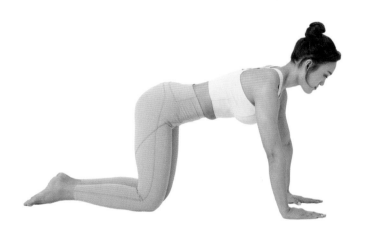

1　双膝跪地，双手撑地，成四足跪地姿势。

 运动时注意避免塌腰，腹部保持收紧。

104

2　腹部用力，一侧手臂向前伸出，同时，
　　另一侧腿部向后抬起。

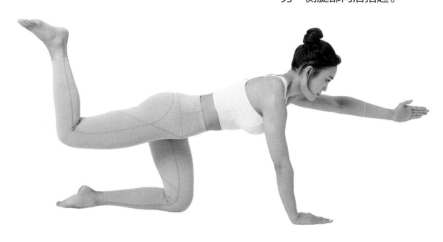

向后抬起的腿，膝盖
弯曲成90°，使臀部肌
肉的作用大于大腿后
侧肌肉。让骨盆前侧
也能得到有效拉伸。

3　回到准备姿势，换另一侧做同样的动作。
　　左右轮换，连续做1分钟。

椅子早操

腰向前倾或者压低身体时，臀部和腿后侧肌肉能强劲发力，只有把腰伸直才不会给腰部带来负担。这个动作，即使腰部不是很舒服的人也可以扶着椅子做。

1 双手扶椅背，取舒适站姿。

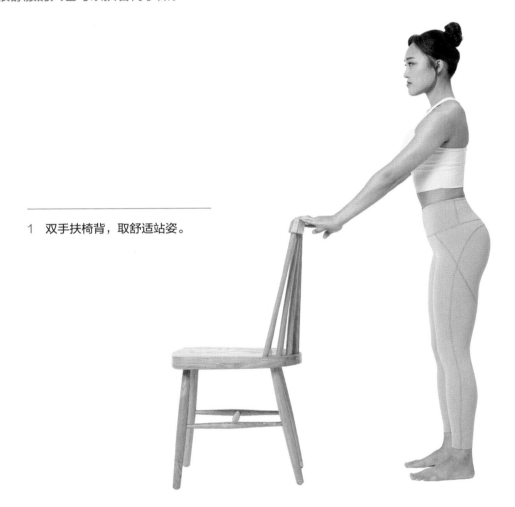

 起身时腰部不要过度前倾，应收紧小腹，腰部努力保持直立，使臀部能尽量伸直。

2 腰部尽量伸直，微屈膝，臀部向后翘起，像鞠躬一样弯曲身体。轻收腹，回到准备姿势。注意保持好姿势，连续做30秒。

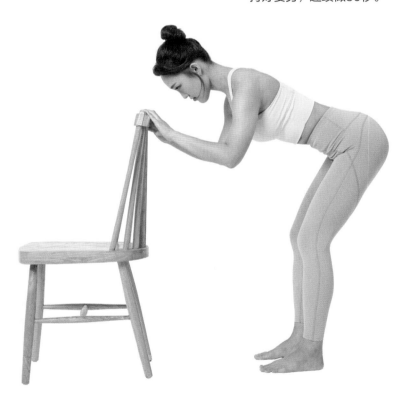

Tip
- 椅背高度要保证弯腰时不低于腰部。
- 如果动作不熟练，可先坐在高于膝盖的椅子上练习。
- 手放松，手肘随着上身的活动自然地弯曲、伸展。

4

**10分钟拉伸
击退疼痛**

医疗费支出较多的
膝盖
疼痛

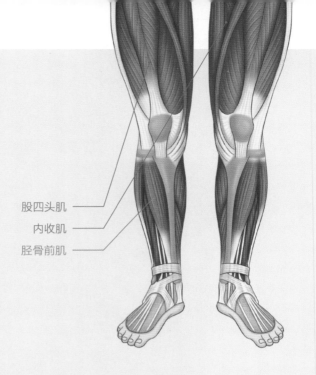

股四头肌
内收肌
胫骨前肌

过去，干了一辈子体力劳动的老年人是接受膝盖手术最多的人群。最近，因为过度运动等接受膝盖手术的年轻男性越来越多。现在，膝盖已经成了不分性别和年龄，所有人都需要注意的关节。

膝盖不是自己发力或者能支撑的关节，而是体重和力量经过的关节。首先看一下下半身的作用。下半身一方面要支撑上半身的重量，另一方面要向目标方向迈步、活动。在此过程中，支撑上半身的重量，同时向下半身传递力量，用爆发力完成运动的是臀部肌肉。对准想要移动方向、维持身体平衡的是脚腕。而在两个关节中间，上下传递力量和方向的关节就是膝盖。膝盖向上连接骨盆，向下连接脚腕，如果与这两部位连接的肌肉出现问题，就会产生疼痛。

现代人的生活，大部分是在狭小空间里，重复进行小范围的活动。办公室工作、学习、做家务等让许多肌肉变短，趋于弱化。如果支撑上半身的臀部肌肉、与控制方向的脚腕相连接的小腿肌肉变短、变弱，当然只会给膝盖带来负担。

膝盖疼痛的原因大体分为四种。第一，膝盖的姿势问题。膝盖疼痛中最频繁出现的就是髌骨下方的髌腱（膝盖下方肌腱）周围疼痛。屈膝或者伸展时，髌骨本应能柔和地活动，但是，随着带动髌骨的大腿前侧肌肉变短，髌骨的顺畅活动受阻，压力在髌腱及其周围累积，最终导致疼痛。

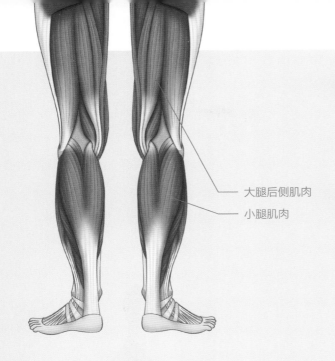

大腿后侧肌肉

小腿肌肉

第二，臀部肌肉的问题。如果臀部肌肉变短，无法正常使用，本应由臀部发出的力量，变成由膝盖特别是由膝盖外侧肌肉代替发出。为此，连内侧肌肉内收肌也得一起承受压力。膝盖内侧和外侧相互刺激，之前正常的肌肉使用顺序完全被改变，其他一直稳定用力的肌肉的使用也会被抑制。

第三，小腿肌肉的问题。如果小腿肌肉变短，站立或者走路时，脚腕的活动度变小，每当变短的肌肉拉扯膝窝直至完全伸直膝盖，都会累积压力。不仅如此，还会造成脚腕前侧肌肉紧张。此肌肉通过筋膜连接到膝盖下方，所以会向下拉伸膝盖。如果这种压力持续累积，也可能会诱发疼痛。

第四，一个意想不到的地方的问题，这个地方是肩部。肩部内扣时，上半身的重量向前集中，膝盖会承受更多的重量。比起正确姿势，膝盖需要用更多的力，承受更多的压力也理所当然了。

所以，膝盖疼痛时，可能不仅是膝盖出了问题，还可能是多个地方的肌肉变短导致疼痛。应根据具体原因，充分拉长相应肌肉，正常使用，减少膝盖负担，击退疼痛。

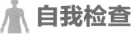 **自我检查**

 1 蹲下、起立检查
膝盖疼痛、声音、角度

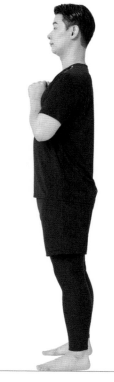

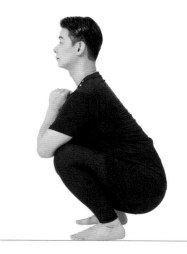

1　舒适站姿，看向前方，屈肘，放于胸前。

2　下蹲，让臀部接近脚后跟，然后恢复准备姿势。重复做3~5次。

检查!

☐ 膝盖有疼痛感。

☐ 膝盖发出很大的响声。下蹲的时候，发生一点响声没有关系，若连续发出"咔"的响声或者臀部高于膝盖时发出响声则不正常。

☐ 下蹲时，脚后跟离地。

▶ 如果有上述症状之一，就意味着有膝盖疼痛问题或今后发生膝盖疼痛的概率较高。

2 膝盖活动度及大小检查
膝盖活动度、大小

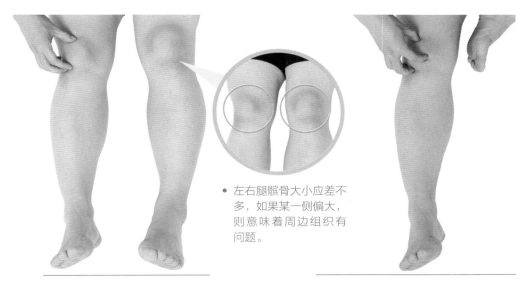

- 左右腿髌骨大小应差不多，如果某一侧偏大，则意味着周边组织有问题。

1 坐在地面上，双膝放松，检查膝盖大小。

2 取舒适坐姿，屈一侧膝，用手抓住伸直腿的髌骨，向四周活动。另一侧以同样方法进行检查。

检查!

☐ 双膝大小不同。

☐ 髌骨僵硬，无法自由活动。

▶ 如果有上述症状之一，就意味着有膝盖疼痛问题或今后发生膝盖疼痛的概率较高。

3 膝盖周围疼痛检查
膝盖下方及内侧疼痛

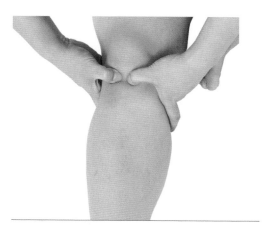

1　坐下，屈一侧膝，另一侧腿伸直，腿放松。用大拇指按伸直腿膝盖下方，左右活动。

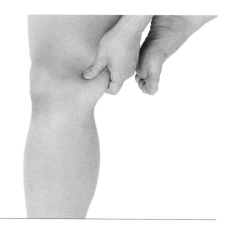

2　用手轻抓膝盖内侧肌肉，晃动。另一侧也用同样的方法进行检查。

检查！

□　膝盖下方感到疼痛。
□　膝盖内侧感到疼痛。

▶　这几处本是在强刺激下也不应该感到疼痛的部位。如果有上述症状之一，就意味着有膝盖疼痛问题。

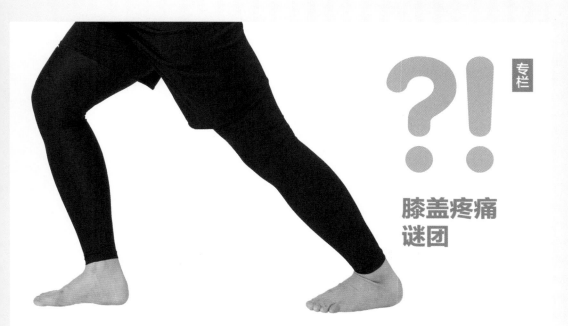

膝盖疼痛
谜团

**膝盖肿痛，
按压时
侧面鼓起**

如果膝盖内产生问题，可能是内部有积水。若包裹软骨及骨膜等受到损伤，发生炎症，膝盖会觉得热并且肿胀。严重时，按压膝盖周围能感觉到里面的水在移动，同时，其他部位鼓起。这种情况下，首先应去医院就医，按照实际情况进行运动是安全的。

**膝盖软骨太疼。
因为是骨头疼，
所以不能做运动**

因膝盖软骨损伤导致包裹骨头的骨膜发生炎症时，会产生疼痛。但是，这种情况并没有想像的多。因膝盖疼痛而去医院的人中，大多数都不是膝盖软骨有问题，而是筋腱或者软骨组织有问题。这种疼痛可以通过放松肌肉和拉伸得到缓解。

软骨像头发或指甲一样没有感觉细胞，所以无法感知疼痛。软骨损伤过程中，如果伤到骨膜才会感到疼痛。所以，比起膝盖一疼就认为是软骨问题并开始害怕，更建议先详细检查，然后通过拉伸及运动综合治疗。

准备1 **放松肌肉的按摩**

 膝盖下侧按摩

　　膝盖上最有代表性的疼痛发生位置是膝盖下方的筋腱髌腱及其周围组织。轻轻按摩，减轻此部分的压力，可避免运动时感到不适。

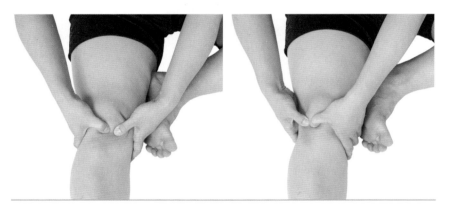

坐下，屈左膝，腿放松。用两手大拇指左右轻压右腿膝盖下方，按摩30秒。另一侧也用同样的方法按摩30秒。

 • 活动髌骨，确认腿完全放松后进行
　　 按摩。

 按摩强度太大反而会诱发炎症，所以按摩时强度不要太大。

大腿外侧按摩

如果肌肉使用顺序混乱，大腿外侧肌肉会先于臀部肌肉和内侧肌肉被使用。如果大腿外侧肌肉僵直，则髌骨活动会受限，所以，平时要多用按摩来放松。

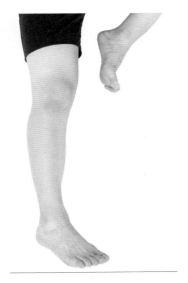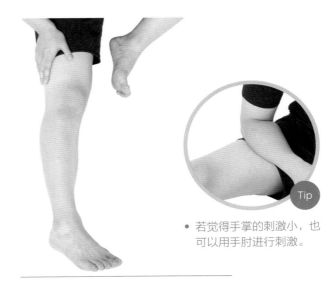

• 若觉得手掌的刺激小，也可以用手肘进行刺激。

1 　坐下后屈左膝，使脚的大拇指侧向上。右腿完全放松。

2 　用整个右手掌轻压右大腿外侧肌肉，按摩30秒。另一侧也用同样的方法进行按摩。两侧轮换，各做2次。

 如果弯腰按摩大腿外侧时，腰部感觉疼痛，应从大腿后侧肌肉拉伸（详见第90页）和臀部肌肉拉伸（详见第88页）开始进行。

准备2 **抬手臂运动**

　　如果肩膀向前扣，后背随之弯曲，身体重心就会向膝盖中心线之前倾斜。为了支撑身体，膝盖需要用更大的力，就可能导致疼痛。抬手臂运动帮助打开肩膀，使身体重心不过度前倾。

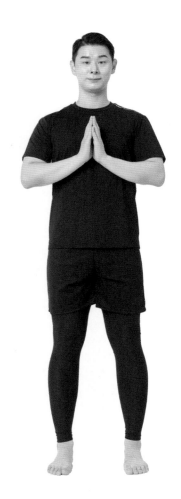

1　双脚分开略宽于肩，站立。
　　双手合掌于胸前。

　　收腹，避免腰部感到有负担。在肩部可承受范围内进行。

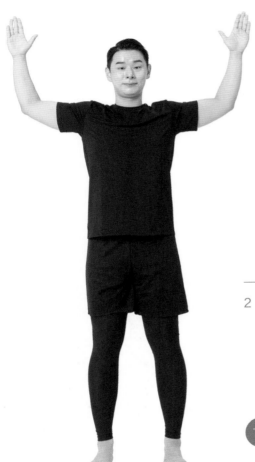

2 双手掌心向前，手臂向上、向后伸展，打开胸部，然后回到准备姿势。重复做30秒后休息10秒，再做30秒。

Tip
• 向上抬起手臂时，手肘的位置在耳垂上下移动，活动整个肩部后侧。

第1步 **静态拉伸**

 内收肌拉伸

内收肌位于大腿内侧，是连接骨盆和股骨的肌肉。如果内收肌变短，髋关节很难在较大的范围内活动。另外，变短的内收肌拉扯膝盖内侧，会导致疼痛。整体活动下半身前，应先拉伸内收肌。

运动部位 骨盆、内收肌

运动效果 增加变短的内收肌长度，放松内收肌，减轻膝盖内侧疼痛，缓解髋关节周围紧张，增强灵活性。

时间及次数 30秒至1分钟，两侧各2次。

1 坐姿，左腿向外侧屈膝，右腿在臀部不离地的范围内向外伸直。

刚开始练习时，两腿可能无法打开180°，可以从90°循序渐进地打开到180°。

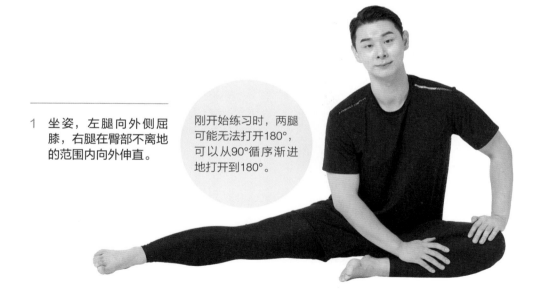

 注意! 练习时，如果内收肌不能完全拉长，膝盖内侧疼痛，可将腿打开的角度稍缩小，对内收肌从内侧到外侧全部进行按摩。随着内收肌的整体拉长，逐渐扩大角度。

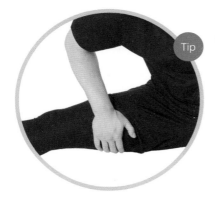

Tip

• 轻轻按摩拉长的内收肌及内侧肌肉，肌肉会更快得到放松，进一步拉长。

如果将重心移至被拉长的一侧，可以得到更大刺激。

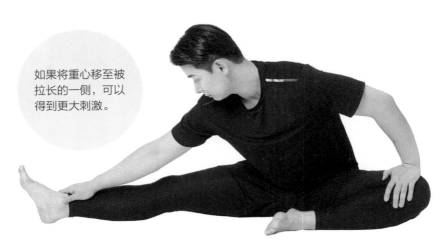

2　左手按住左膝使其固定，上半身向右侧弯，用右手抓住右脚腕，在肌肉不太疼的范围内进行30秒至1分钟的拉伸。另一侧也用同样的方法进行。

2　骨盆前侧与大腿前侧拉伸

　　大腿前侧肌肉是直接附着在髌骨上的。如果此处变短，会妨碍髌骨移动，必然引起膝盖周围疼痛。这个动作与第124页的骨盆前侧拉伸一起练，效果才会好，所以大家尽量将这两个动作一起练。

运动部位	骨盆前侧与大腿前侧
运动效果	增加骨盆前侧、大腿前侧肌肉长度，放松相关肌肉，缓解膝盖周围紧张，增强髌骨灵活性。
时间及次数	骨盆前侧做30秒后，大腿前侧做30秒，左右各做2次。

1　右腿向后跪在地上，左腿向前伸并屈膝成90°，上半身放松，向前靠，双手撑地。

 注意！　直起身体时，腰部不要太用力。

2 骨盆向左下方推出并放松，拉伸右侧
   骨盆前侧30秒。

将重心移向被拉长
的腿一侧，使整个
身体得到拉伸。

如果手够不到脚
腕，可用毛巾包
住脚腕后再抓。

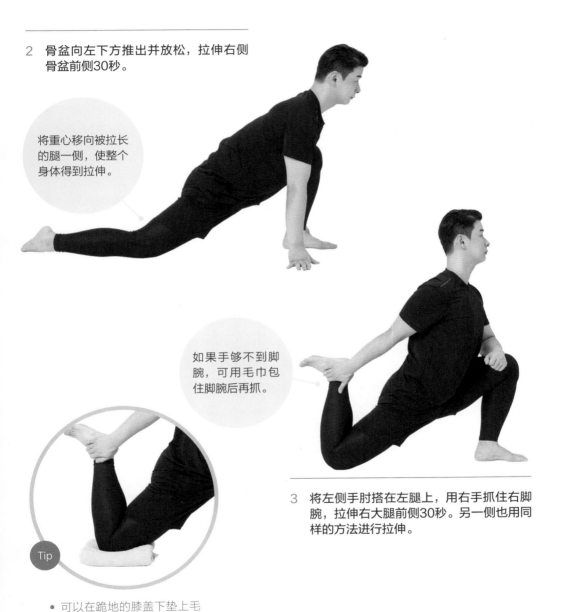

Tip

3 将左侧手肘搭在左腿上，用右手抓住右脚
   腕，拉伸右大腿前侧30秒。另一侧也用同
   样的方法进行拉伸。

• 可以在跪地的膝盖下垫上毛
  巾，做拉伸时膝盖就不疼。

臀部与骨盆前侧拉伸

　　如果臀部肌肉变短，则大腿外侧肌肉和后侧肌肉就要代替臀部肌肉工作，被过度使用，给膝盖带来巨大压力，导致疼痛。拉伸臀部肌肉和骨盆前侧肌肉，使髋关节更灵活，可减轻膝盖负担。

运动部位　臀部及骨盆前侧肌肉

运动效果　增加变短的臀部与骨盆前侧肌肉长度，放松相应肌肉，缓解髋关节周围紧张，增强其灵活性。

时间及次数　做30秒至1分钟，左右各做2次。

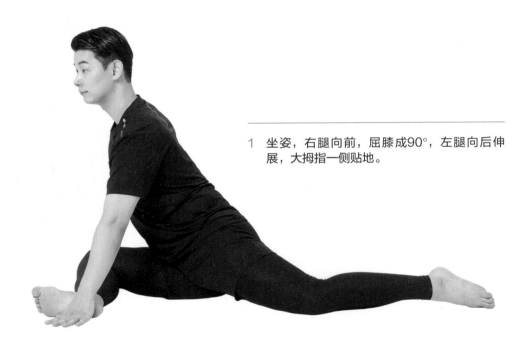

1　坐姿，右腿向前，屈膝成90°，左腿向后伸展，大拇指一侧贴地。

 注意!　向前屈膝90°时，要在膝盖没有负担的范围内进行。如果膝盖不舒服，不要强迫达到90°，在舒适的屈膝状态下练习也无妨。

Tip

- 刚开始练习时可能姿势不够标准，不要强迫自己做标准，循序渐进，努力让姿势标准一些。
- 刚开始做此练习时，臀部、骨盆前侧中会有一个地方先有拉伸的感觉，之后两个地方都会感受到被拉伸。
- 先做臀部肌肉按摩（详见第86页）及骨盆前后拉伸（详见第96页），可以更容易地完成此动作。

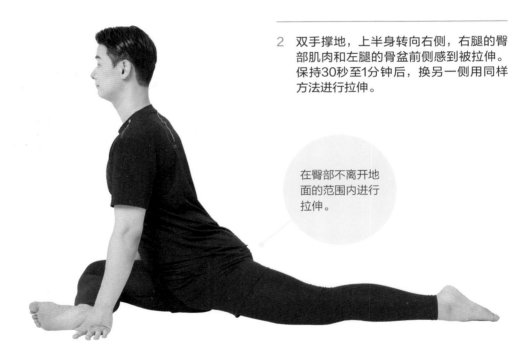

2　双手撑地，上半身转向右侧，右腿的臀部肌肉和左腿的骨盆前侧感到被拉伸。保持30秒至1分钟后，换另一侧用同样方法进行拉伸。

在臀部不离开地面的范围内进行拉伸。

4 **小腿拉伸**

　　小腿肌肉变短，对膝盖有很多不良影响。首先，走路或者站立时脚腕关节活动受限，给膝盖带来压力。其次，会使膝窝紧张，妨碍膝盖后侧血液循环，进而连脚腕前侧肌肉也一起紧张，诱发膝盖下方疼痛。小腿肌肉是血液循环所必需的，对健康的意义重大，要经常用心呵护。

运动部位 小腿肌肉

运动效果 放松变短的小腿肌肉，确保肌肉长度，缓解膝窝及膝盖周围的紧张，减轻疼痛，增强脚腕灵活性，减轻膝盖受到的冲击。

时间及次数 做20～30秒，左右各做3次。

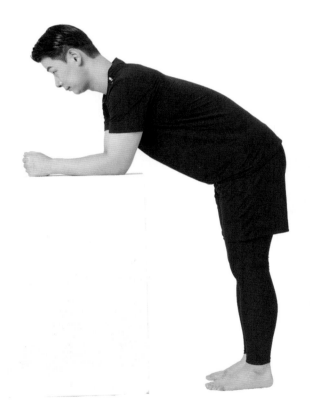

1　躬身站立，将双肘舒适地放在桌子上。

 注意! 天气寒冷或者身体僵直时，突然拉伸小腿，可能会让跟腱受伤。应保持身体温暖，在小腿得到活动的状态下进行拉伸。

Tip

- 刚开始练习拉伸时，小腿肌肉不易拉长。此时，可将脚后跟压向地面，重复做几次放松动作，进行刺激。
- 上身放松伸展，小腿肌肉也容易得到放松。

2　右侧膝盖微屈，左侧腿向后伸，脚后跟落地。屈脚腕，拉伸小腿，保持20～40秒，换另一侧用同样的方法进行拉伸。

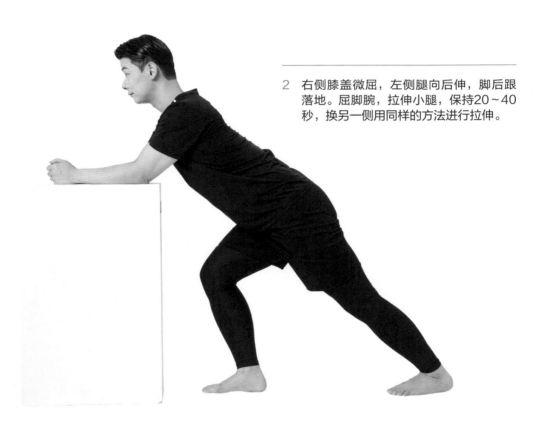

第2步 动态拉伸

 髋关节外旋

　　髋关节不仅可以做前后左右活动，还可以做旋转。只有髋关节能自然地旋转，膝盖才可以内展，并消除产生的疼痛。髋关节外旋练习要使用臀部肌肉，可放松变短的骨盆内侧肌肉，减轻膝盖压力。

运动部位　　臀部肌肉及骨盆内侧肌肉

运动效果　　放松变短的骨盆内侧肌肉，提高臀部肌肉的协调能力，缓解髋关节及膝盖周围紧张状态，减轻疼痛，矫正X形腿和O形腿，增强脚腕灵活性，减轻膝盖受到的冲击。

时间及次数　　做10秒后休息10秒，左右各做2次为1组，共做2组。

1　左侧卧，左腿伸直，右腿屈膝放在身前地面上，脚后跟贴在左膝盖上。

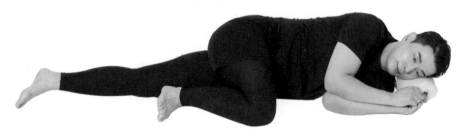

　在髋关节、膝盖不发出响声或不疼的范围内进行运动。

2　右脚后跟不动，右膝盖向天花板方向打开再落
　　下。连续做30秒后休息10秒。另一侧也用同样的
　　方法进行拉伸。

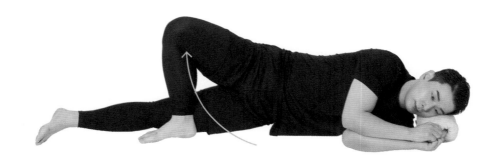

Tip
- 如果膝盖无法轻松地朝向天花
板，可先对臀部肌肉、大腿前
侧肌肉等进行拉伸后再做。

错误　如果放松小腹，臀部肌肉不会被使用，身
体就会跟着膝盖动，出现身体转动或扭腰
的问题。

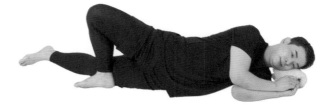

2 膝盖伸展

　　膝盖的主要动作是屈和伸。屈膝时，拉长腿部的相关肌肉；伸直时，屈膝所用肌肉得到放松与拉伸。膝盖伸展练习同时使用脚腕、膝盖、骨盆肌肉，使经过膝盖的多关节肌肉保持正常功能。

运动部位　与脚腕、膝盖、骨盆相连的各部分肌肉

运动效果　放松与脚腕、膝盖、骨盆相连的各部分肌肉，提高协调性，增强膝盖稳定性，减轻疼痛。

时间及次数　做30秒后休息10秒，左右轮换，共做2组。

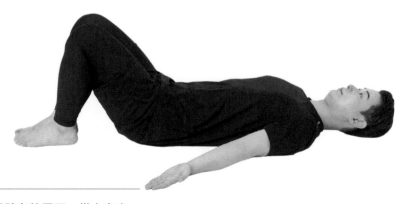

1　仰卧，手臂向外展开，掌心向上，
　双腿屈膝。

 注意!　略收腹，练习时腰不要离开地面，在不疼的范围内进行。不要让膝盖有负担，如果产生肌肉疼痛，可按摩膝盖。

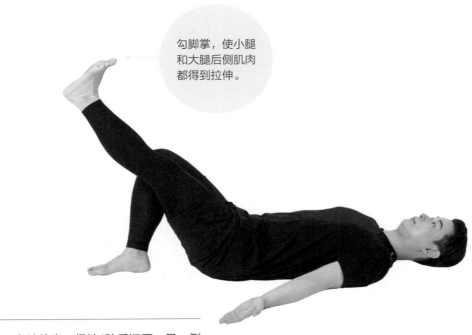

勾脚掌，使小腿
和大腿后侧肌肉
都得到拉伸。

---

2 左膝伸直，保持1秒后还原。另一侧
也用同样的方法进行练习，两侧轮
流做，共做30秒。

 • 如果腿部肌肉很弱，会很容易
变短，可同步进行骨盆前侧与
大腿前侧拉伸（详见第122页）。

3 侧抬腿

　　如果固定髋关节、维持下半身平衡的中臀肌变得脆弱，腿外侧和内侧肌肉会变短、僵硬。此动作使用中臀肌拉伸内侧肌肉，是先于腿外侧肌肉而使用臀部肌肉的运动。

运动部位　　膝盖内、外侧肌肉，臀部肌肉

运动效果　　放松膝盖内侧和外侧肌肉，提高其与臀部肌肉的协调能力，减轻膝盖内侧疼痛。

时间及次数　　轮换做30秒，共做2次。

1　左侧卧，左腿屈膝，右腿伸直。

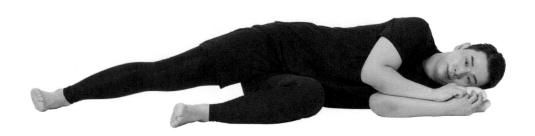

 注意!　　如果小腹放松，上半身弯曲或者弯腰会产生腰痛。初次做此动作时，可能会出现肌肉疼痛，不要强迫自己做到位。

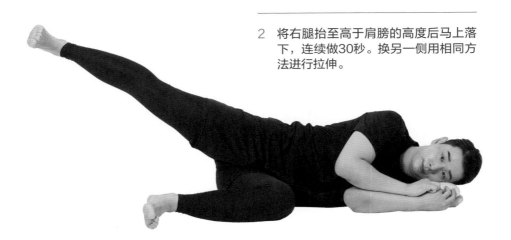

2 将右腿抬至高于肩膀的高度后马上落下，连续做30秒。换另一侧用相同方法进行拉伸。

- 让抬起的腿的脚后跟向上，使臀部肌肉而不是大腿外侧肌肉受到刺激。
- 不必从一开始就高抬腿，更建议努力在低的位置做出正确姿势。

每天10分钟
膝盖拉伸

本部分将一些消除膝盖疼痛的动作归纳、整理成了一套。坚持每天做10分钟，能有效消除膝盖疼痛。

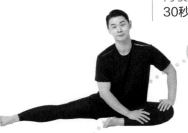

内收肌拉伸（详见第120页）
30秒，两侧各1次

开始

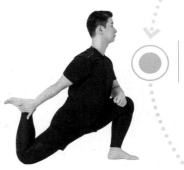

骨盆前侧与大腿前侧拉伸（详见第122页）
骨盆前侧保持30秒+大腿前侧保持30秒，
两侧各1次

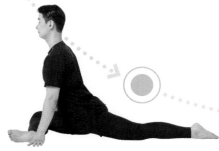

臀部与骨盆前侧拉伸（详见第124页）
在可能的范围内保持30秒，
两侧轮换2次

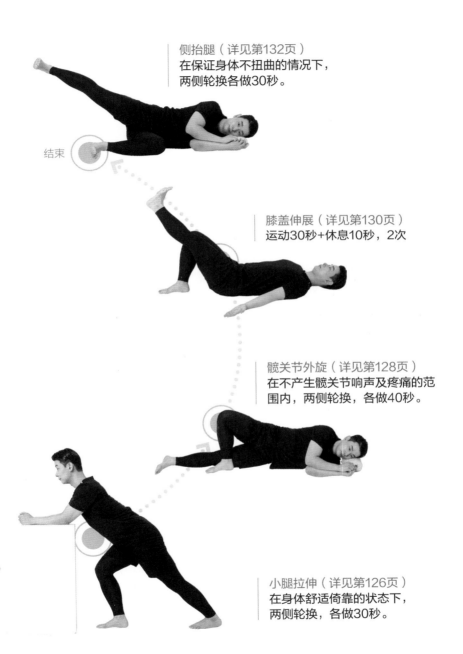

侧抬腿（详见第132页）
在保证身体不扭曲的情况下，
两侧轮换各做30秒。

结束

膝盖伸展（详见第130页）
运动30秒+休息10秒，2次

髋关节外旋（详见第128页）
在不产生髋关节响声及疼痛的范
围内，两侧轮换，各做40秒。

小腿拉伸（详见第126页）
在身体舒适倚靠的状态下，
两侧轮换，各做30秒。

强化程序

 桥式

　　在强化膝盖方面，体重负荷运动最有效果。桥式不仅使用小腹部和臀部的肌肉，而且使用膝盖的所有肌肉，可以同时活动膝盖和其他部位，效果非常好。

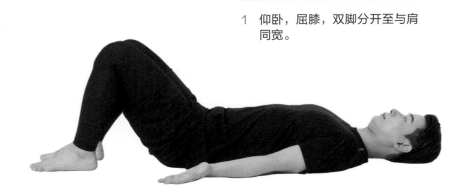

1　仰卧，屈膝，双脚分开至与肩同宽。

 注意!　进行练习时不要造成腰痛。大腿后侧肌肉可能会抽筋，宜先充分进行大腿后侧肌肉拉伸（详见第90页），练习时不要太勉强自己。

2　轻收小腹，抬起骨盆，让臀部先于腰部离开地面，身体要打直。再从腰部开始逐渐着地，回到准备姿势。连续做30秒。

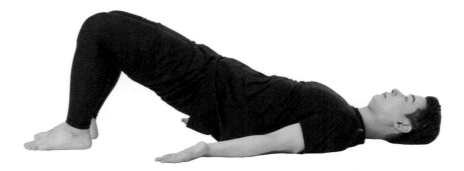

Tip
- 如果腰部先离地，可先做腹肌运动（详见第54页），以调动腹肌。
- 如果双腿并拢进行练习，可减少大腿外侧肌肉使用，更集中于使用臀部肌肉。

坐椅蹲起

对强化膝盖最好的运动是坐椅蹲起。下蹲运动协调使用小腹、臀部、大腿的肌肉，虽有做剧烈运动的优点，但很容易做错，损伤膝盖。可利用椅子进行简单而舒适的运动。

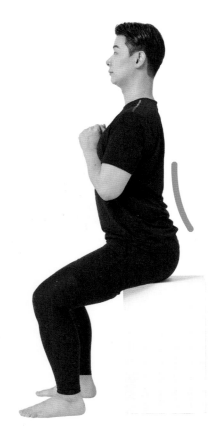

1　坐在椅子或凳子上，双手握拳轻放于胸前，双腿分开至与肩同宽，挺胸抬头，保持自然的脊椎曲度。

 膝盖向内不能超过双脚大拇指，向前不得超出脚尖。起来时使用小腹和臀部肌肉，避免腰部肌肉紧张。

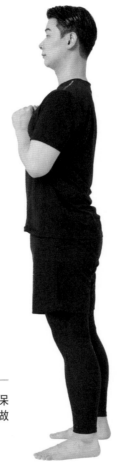

2 站直，轻收小腹，臀后撤，骨盆后推，保
   持小腹紧张，再次坐在椅子上。连续做
   30秒后休息10秒。重复做2次。

 Tip
- 如果提前做好腹肌运动（详见第54页），骨盆会更灵活。
- 挺胸，活动骨盆，保持腰部曲线，确保使用臀部和大腿前侧肌肉。

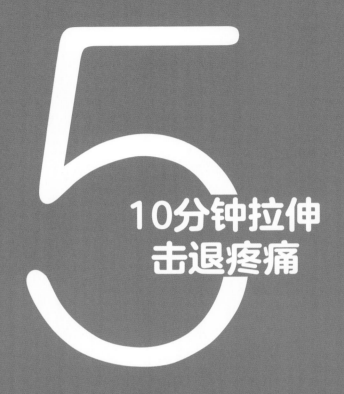

5

10分钟拉伸
击退疼痛

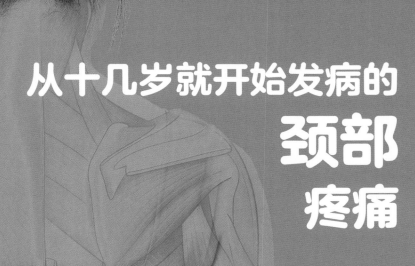

从十几岁就开始发病的

颈部

疼痛

如今，人们因为看书、电脑、手机，每天都长时间低着头。颈部支撑头部重量，要随着视线的移动精细地进行移动。但是，如果头总是保持向前或者向下的姿势，颈部肌肉变僵，就会造成颈部疼痛。颈部的问题可以分为两大类，即乌龟颈和一字颈。乌龟颈主要发生于长期看向正前方的人，特别是办公室一族。总是伸着脖子，头部会比肩部更向前伸出，颈部下方自然曲度消失，只保留上方的自然曲度是其特征。如果成为乌龟颈，向前伸出的头部比在原来应有位置时的头部感觉更重，颈部支撑头部重量时，需要使用更多的力。颈部勉强地支撑"变重"的头部，肩部肌肉拉长，颈部后侧肌肉变短，产生巨大的压力，时间一长就会导致头痛。一字颈的情况有一些不同。如果说乌龟颈是因为长时间向前看而产生的问题，那么一字颈就是因为长时间向下看而产生的问题。它主要出现在长时间低头看手机或者长时间埋头看书、学习的人群中。长时间低着头会导致颈部前侧肌肉变短，颈部自然曲度消失。更严重的情形是颈部反向弯曲，形成反"C"形曲线。颈部的自然曲度像弹簧一样缓冲头部的重量，从设计上减轻了颈部和肩部负担。但是，如果这一自然曲度消失，头部的重量就完全落到了颈部和肩部，成为压力。另外，颈椎自然曲度消失，头部会向前侧移，致使"变重"的头部重量只有颈部后侧支撑，时间一长很有可能发展为颈椎间盘突出。颈部肌肉的最大功能是与肩部肌肉一起支撑头部。乌龟颈或者一字颈患者中，有很多人的肩部肌肉和颈部肌肉一起变得僵硬或者脆弱。假如把颈部想成树干，正常情况下，它是被称为肩部的根安全地支撑着的。如果树干长在像摇椅一样摇晃的根上方，该有多么不安、费力。只有肩部与颈部一起正常使用，头部的重量才能被舒适、稳定地支撑着。我们应通过各种拉伸和运动，提高颈部和肩部的协调能力，保持正常的颈部曲线。

变短、僵直的肌肉

- 颈前部肌肉
- 肩胛提肌
- 小菱形肌

拉长、僵直的肌肉

- 斜方肌
- 大菱形肌

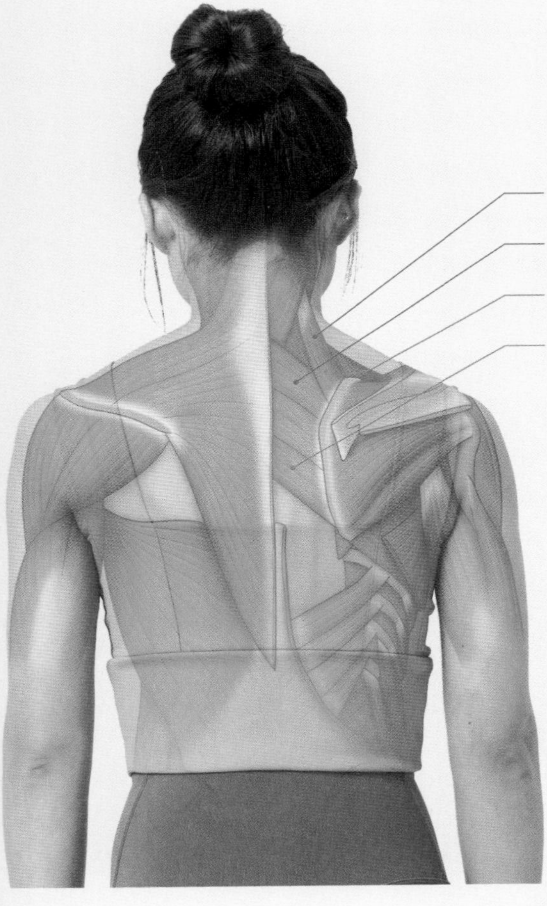

肩胛提肌

小菱形肌

斜方肌

大菱形肌

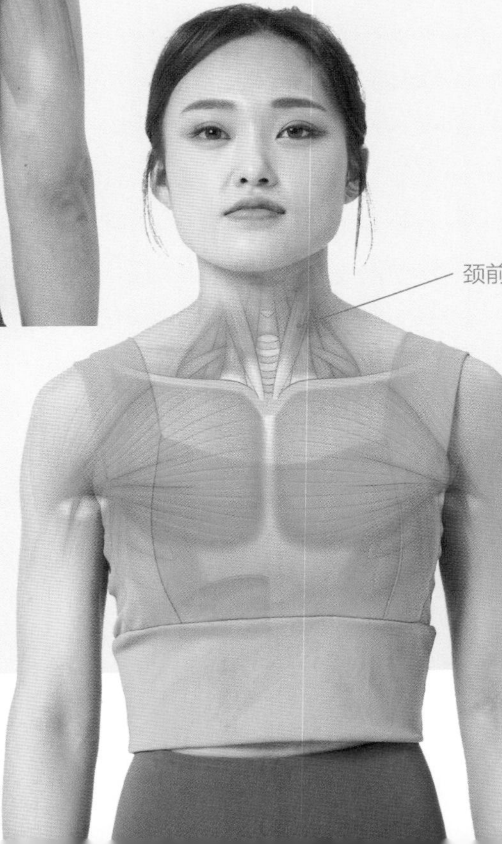

颈前部肌肉

自我检查

1 **颈部转动检查**
颈部疼痛、活动受限、手麻、发出响声

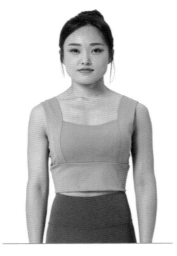

1　上身直立，挺胸。

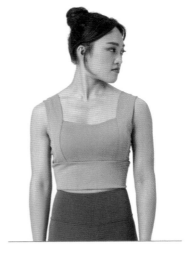

2　头尽量转向左侧，回到准备姿势，再尽量转向右侧。左右各做2次。

检查！

☐ 颈部疼痛。

☐ 看不到对侧后方。

☐ 手麻。

☐ 每次转动颈部时都会发出响声。

▶ 如果有上述症状之一，就意味着颈部已发生问题或今后发生问题的可能性很大。

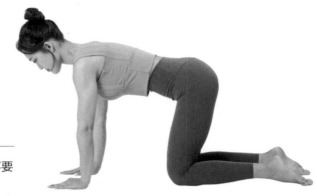

1 四足跪地，注意不要耸肩。

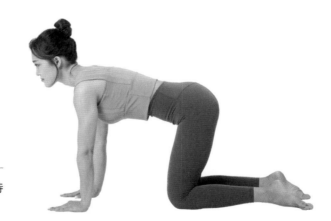

2 抬头向前看，保持1分钟。

检查！

☐ 颈部疼痛。

☐ 手麻。

☐ 肩部疼痛。

▶ 如果有上述症状之一，就意味着已因肩部和颈部肌肉协调能力不足而产生问题或今后产生问题的可能性很大。

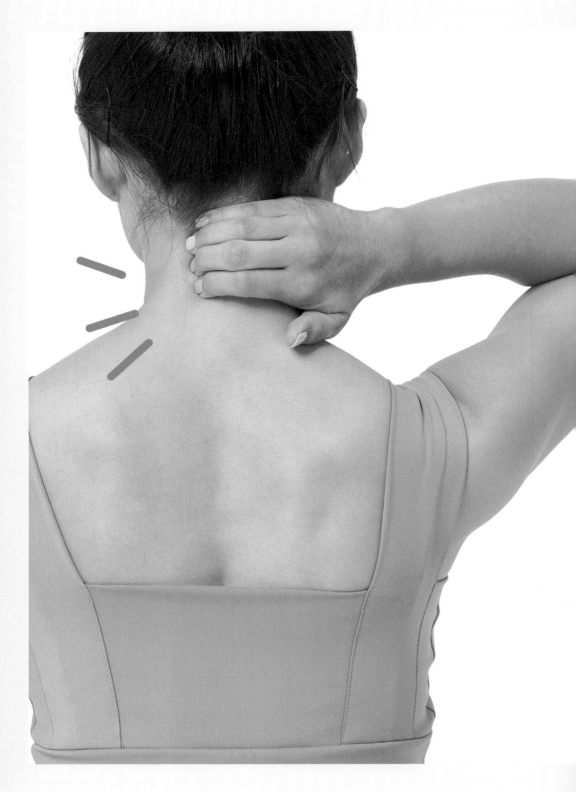

颈部疼痛
谜团

手麻，
是颈椎间盘突出吗

手麻的原因有很多种，肩颈综合征是有代表性的例子。这是一种僵直变短的颈部和肩部周围肌肉压迫通往手部的神经，导致手麻的疾病。如果颈部和肩部周围肌肉得到放松、拉长，神经压迫得以缓解，手麻的情况会改善。不要一听到手麻就怀疑是颈椎间盘突出，不管原因是什么，最好在医院得到准确诊断、治疗后，加强后颈运动和肩部运动。

落枕了，
可以用拉伸解决吗

当天气寒冷、压力大、睡觉姿势不正确时，有人会出现落枕的情况。落枕证明肌肉处于严重僵直的状态，如果勉强运动，肌肉的保护性机制反而会使疼痛更加严重。此时，应用发热贴或者半身浴使身体变温暖，然后在可活动范围内平稳呼吸，轻微运动。即使做了运动，第二天肌肉还是会僵直，但会比前一天早上好一些。睡觉期间，肌肉会再次变得僵直，所以，第二天早上颈部又开始疼了也不要失望。

准备 **放松肌肉的按摩**

 颈前侧和旁侧按摩

　　若颈部前侧肌肉僵硬程度严重，在拉伸颈部或者运动时可能会压迫颈动脉及气道。拉伸前，可先按摩颈部前侧和旁侧进行放松。

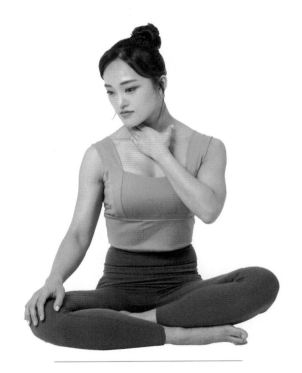

1　头部放松，向右下方低头，将左手放在右侧颈部周围。

 锁骨上方有通往手臂的神经，所以按摩时应避免使手部产生严重麻木的感觉。

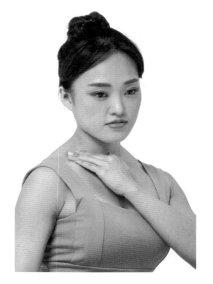

2 用左手抓住颈部右侧胸锁乳突肌和周围肌肉、锁骨
  上方肌肉再松开，或者一边轻压一边按摩。一侧做
  30秒至1分钟，两侧轮换进行。

Tip　• 如果平时有头疼症状，可以通过按摩缓解。

全面轻轻按摩图
中标示部位。

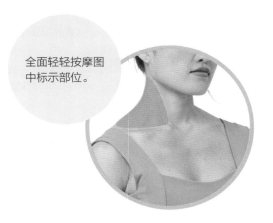

② 颈后侧按摩

颈部疼痛多发于颈部后侧和旁侧。如果不先放松这些部位就做运动，可能每活动一下都会感到疼痛，所以应提前通过按摩进行放松。

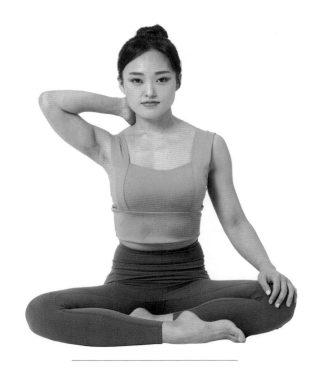

1 颈部放松，用右手从颈后抓
　住右侧颈后肌肉。

 注意! 突然的强烈刺激可能会导致头痛，建议平时多进行轻微按摩。

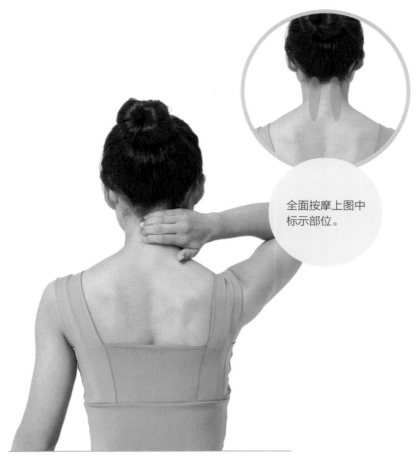

全面按摩上图中
标示部位。

2　利用除大拇指以外的四个手指，横向压迫、按摩
　　竖向分布的颈部肌肉。整体按摩颈部后侧和旁侧
　　30秒至1分钟，两侧轮换进行。

Tip　• 进行颈后侧按摩时，微微抬头会更容易进行。

③ 后脑勺下侧按摩

做颈部弯曲运动时，如果连接后脑勺和颈部的枕下肌及颈部后侧肌肉僵硬，可能会诱发肌肉疼痛。运动前先按摩，可预防头疼及颈部疼痛。

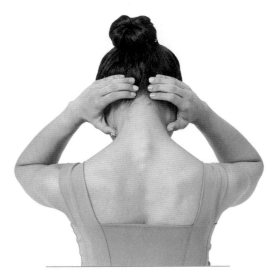

1 颈部放松，低头，用双手除大拇指外的四根手指压迫连接后脑勺和颈部的部位，左右按摩。

 注意! 如果低头时手麻，就不要做此动作。

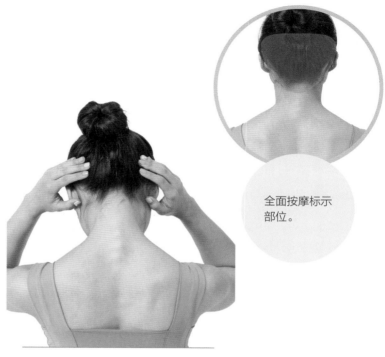

全面按摩标示
部位。

2　整体按摩后脑勺和后颈上方。

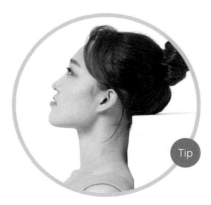

Tip

- 若此处肌肉太僵硬，不易按摩，可将
  后脑勺放在床或者浴缸的边缘，左右
  活动可以舒适地进行按摩。

第1步 **静态拉伸**

 颈前侧拉伸

　　颈部前侧肌肉是与腹肌一起在身体前侧担负身体直立、弯曲任务的重要肌肉，但是，很多现代人的颈部前侧肌肉都变得很短。如果变短，它就变成了制造一字颈的最坏的肌肉。拉伸颈部前侧，可帮助保持颈部自然曲度。

运动部位	颈部前侧肌肉
运动效果	增加变短肌肉长度，放松肌肉，减轻颈部前后疼痛，保持颈部自然曲度，改善一字颈的问题。
时间及次数	做10~15秒后休息5秒，做3次。

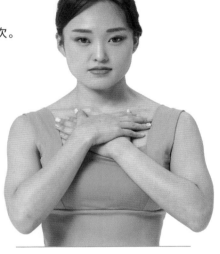

1　直立上身，挺胸向前，双手叠放于胸口之上。

 过度强烈的拉伸可能会压迫气道，要避免！在不发生手麻等现象的范围内进行练习。

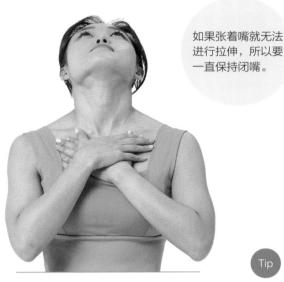

如果张着嘴就无法
进行拉伸，所以要
一直保持闭嘴。

2 双手轻柔地按压筋膜，向下拉。
闭着嘴抬头，感受颈部前侧被拉
伸。保持10～15秒后头部回正。

Tip
- 在准备姿势下微微低头，按压、
  下拉筋膜时，更能找到拉伸的
  感觉。
- 如果找不到拉伸的感觉，可跳
  过，在做其他动作时完成拉伸。
- 重心稍向前移，拉伸颈前侧肌
  肉，颈前侧可以受到更大刺激。

2 颈部拉伸

　　如果颈部旁侧肌肉变短，会压迫血管及神经，使颈部活动受限。如果此部位的压力长期存在，可能会引发颈椎间盘突出及疼痛，所以平时应多做拉伸。

运动部位	颈部前侧肌肉
运动效果	增加颈部前侧肌肉长度，放松肌肉，增强颈部整体灵活性，减轻疼痛。
时间及次数	做10～15秒，两侧轮换着做，各做3次。

1　直立身体，挺胸向前，头部向左歪，右手放至左侧锁骨上面。

 注意! 不要用大拇指按压颈部。在不产生手麻的范围内进行运动。

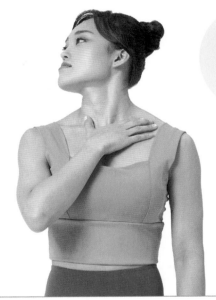

将头部转向右上侧，感受强烈的拉伸。

2　用右手轻柔按压筋膜后，闭着嘴将头转向右上侧，感受左前侧肌肉的拉伸。做10～15秒后回到准备姿势。另一侧也用同样的方法进行拉伸。

③ 肩胛提肌拉伸

如果斜方肌变得脆弱，肩胛提肌就会代替它工作，更多地被使用。正常情况下，肩胛提肌是起到抬起肩膀作用的肌肉，与斜方肌一起支撑头部。如果肩胛提肌变短，会让肩头耸起，增加颈部紧张，诱发疼痛。变短的肩胛提肌妨碍肩胛骨和颈部的活动，所以需要用拉伸来放松、拉长。

运动部位 肩胛提肌

运动效果 增加肩胛提肌长度，放松肌肉，减轻后颈及肩部疼痛，增强肩胛骨灵活性。

时间及次数 做10～15秒，两侧各做3次。

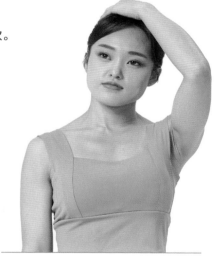

1　将头向右侧转动45°，抬起左手放在右侧头顶偏后的位置。

 注意! 颈部肌肉比较弱，所以不能进行长时间、高强度拉伸，以免受伤。

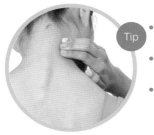

Tip

- 视线朝向右侧和左侧时，拉长的肌肉各不同，所以，建议两个方向都进行。
- 肌肉太过僵硬时，建议边用另一只手进行按摩边进行拉伸。
- 如果将重心转移到被拉长的颈部肌肉同侧，可感受到更强烈的刺激。

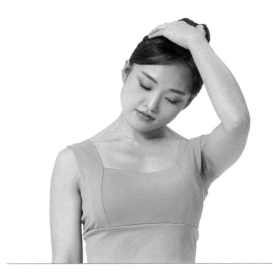

2　眼睛看向左侧，感受头部向左下方的拉伸。应感受到颈部右侧后方的拉伸。保持10~15秒后回到准备姿势，换另一侧用同样的方法进行拉伸。

第2步 动态拉伸

 向后收肩

颈部疼痛大多发生于堆积大量压力的颈部后侧肌肉。此动作收缩及放松肩部和后颈部连接部分的肌肉，促进血液循环，消除疼痛。只需短时间做一做即可快速缓解颈部疼痛。

运动部位 肩部和后颈部之间的肌肉

运动效果 放松肩部和后颈部之间的肌肉，减轻颈部、后背、肩膀疼痛。

时间及次数 做10秒后休息5秒，做3次。

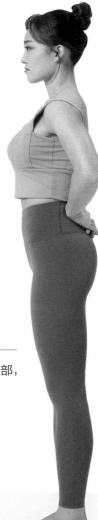

如果可能，十指相扣后进行。

—————————————————
1 舒适站姿，放松肩部和颈部，向后背手。

 在不产生疼痛（非酸痛）、手麻等问题的范围内进行。

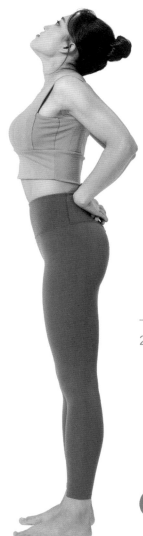

2 向上耸肩，颈部向后弯，颈部和肩部之间感受到强烈的刺激。保持10秒之后回到准备姿势，休息5秒后再做。

Tip • 像拧湿毛巾一样，收紧肩部和后颈部，留出充分时间让其重新恢复血液循环。

转动肩部

　　颈部分布着肩膀的前、旁、后侧肌肉，与单独活动某一部分肌肉相比，更需要让整体轻柔地进行活动。转动肩部可提高肩部和颈部的协调能力，能预防和缓解疼痛。

运动部位　肩部和颈部之间的肌肉

运动效果　放松肩部和颈部之间的肌肉，提高其协调能力，增强颈部的灵活性，减轻疼痛。

时间及次数　做20秒后，反方向再做20秒，然后休息10秒，做2次。

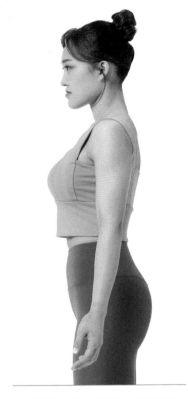

1　舒适站姿，手臂自然下垂，掌心向前。

 肩膀特别弱的情形下，运动后颈部可能会产生严重的肌肉痛。注意不要太勉强，适当运动即可。

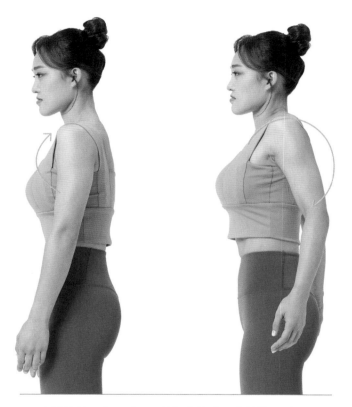

2　肩膀按前、上、后、下的顺序转动。连续做20秒后，反
　　方向再做。

 • 从一开始就画大圆比较难，可先只做部分动作。

3 四足跪地抬头

　　人的颈椎自然曲度是向前的"C"形曲线。如果想维持该曲线，颈部前侧肌肉需要柔软地拉长，后侧肌肉需要能很好地收缩。此动作使用颈部前侧肌肉，同时让前侧肌肉自然地得到放松。这也是几乎每个人在婴幼儿时期第一次打造颈部曲线时经常做的动作。

运动部位　颈部前后肌肉及肩部肌肉

运动效果　放松颈部和肩部肌肉，提高其协调能力，保持颈部正常曲线，减轻疼痛，增强肩部稳定性，缓解颈部紧张。

时间及次数　做30秒后休息10秒，做2次。

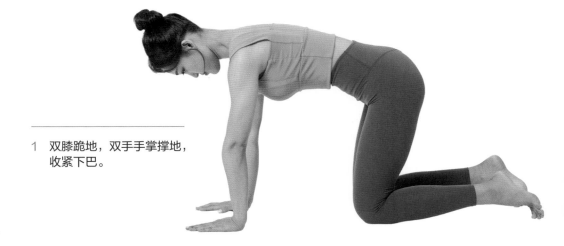

1　双膝跪地，双手手掌撑地，
　　收紧下巴。

Tip　• 先收紧下巴，使用颈前部肌肉；再将头尽量后仰，使
　　　用颈后部肌肉。均衡使用颈前、后部分肌肉是重点。

 注意!　刚开始做这个动作时，颈后侧肌肉可能会产生疼痛，所以不要太勉强。此外还可以做一做颈部后侧按摩（详见第150页）。

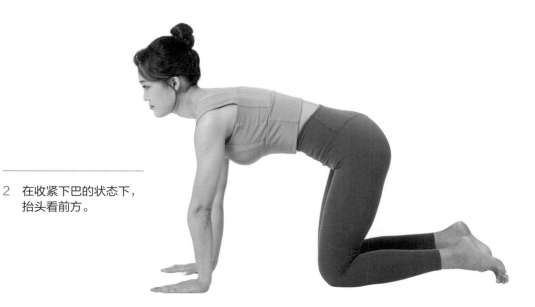

2 在收紧下巴的状态下，
   抬头看前方。

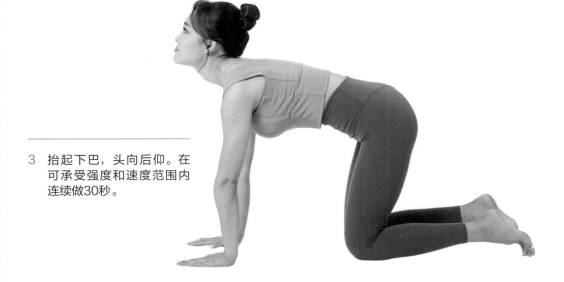

3 抬起下巴，头向后仰。在
   可承受强度和速度范围内
   连续做30秒。

每天10分钟
颈部拉伸

本部分将一些消除颈部疼痛的动作归纳、整理成了一套。坚持每天做10分钟，能有效消除颈部疼痛。

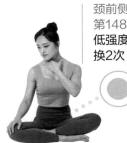

颈前侧和旁侧按摩（详见第148页）
低强度做20秒，两侧轮换2次

开始

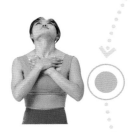

颈前侧拉伸（详见第154页）
保持15秒+休息5秒，3次

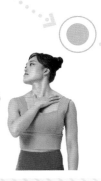

颈部拉伸（详见第156页）
15秒，两侧轮换3次

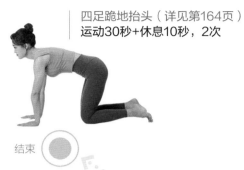

四足跪地抬头（详见第164页）
运动30秒+休息10秒，2次

结束

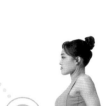

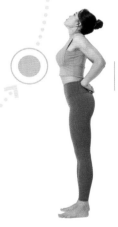

转动肩部（详见第162页）
运动20秒+休息10秒+反方向
运动20秒+休息10秒，2次

向后收肩（详见第160页）
保持10秒+休息5秒，3次

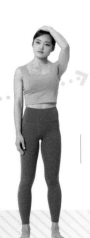

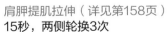

肩胛提肌拉伸（详见第158页）
15秒，两侧轮换3次

强化程序

 四足跪地转头

想让颈部自由地左右活动，需要让肩部成为支撑颈部的坚固根基。肩部随身体重心左右活动，可提高肩部和颈部的协调能力。

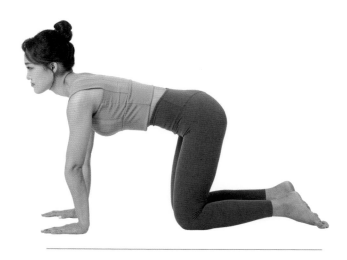

1　双膝跪地，双手手掌撑地，双眼看向前方。

 有颈椎间盘突出的人，可能因神经被压迫而产生手麻或疼痛的情况。应在没有异常反应的范围内运动。

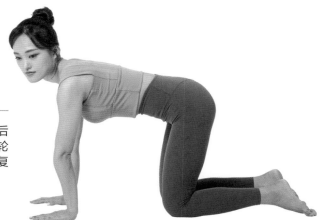

2 慢慢向左转头至最大角度，然后再以同样方法向右转头。左右轮换做30秒，然后休息10秒。重复做3次。

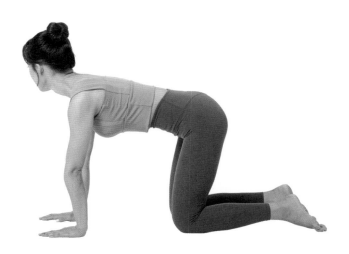

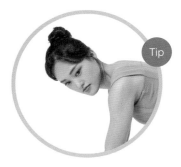

Tip

• 无法抬头看前方时，可微低头进行练习，以后循序渐进地练习至抬头。

熊式行走

　　熊式行走可在恢复颈部自然曲度的同时，让全身的肌力得到爆发性发挥，特别是能强烈刺激肩部、强化肩部肌肉，有利于恢复颈部自由活动能力。

1　双手手掌撑地，微屈膝，身体
　　成熊式，抬头看前方。

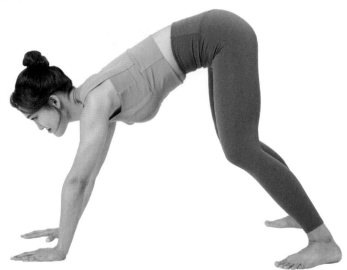

 刚开始做这个动作时，肩部和颈部可能会出现严重的肌肉疼痛，所以不要太勉强，可一点一点循序渐进地进行。如果手腕出现疼痛，可先做"6　职场人多发的手腕与手肘疼痛"中的拉伸，再做这个动作。

2　像熊爬行一样手和脚交替活动，前后移动。
　　做30秒后休息10秒，重复做3次。

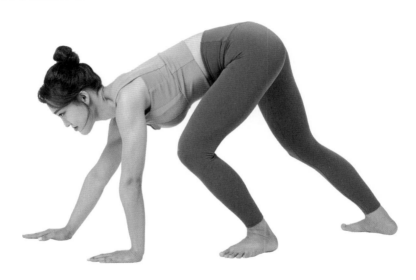

Tip　• 做此动作前，充分做好"2　外科患者数较多的背部与肩部疼痛"中的拉伸，会做得更顺畅。

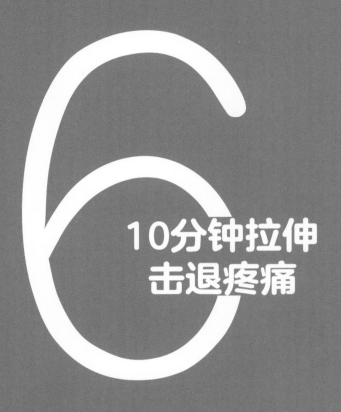

**10分钟拉伸
击退疼痛**

职场人多发的
手腕与手肘
疼痛

很多人的手腕和手肘在学生时代就因学习而饱受折磨，毕业后因工作及家务承受着更多的压力。以前，人类也一直使用手，手腕和手肘也可能疼。但是，现在情况有一些变化。不论年龄大小，手腕和手肘疼痛的人正在增加，去做手腕和手肘手术的人也很多。现代人的手腕、手肘疼痛，很多是台式电脑、笔记本电脑、智能手机、平板电脑这些快速发展的电子产品造成的。手腕和手肘周围肌肉什么时候使用得最多呢？过去我们认为是提重物或做支撑体重的动作时，但实际上并不是那样。我们的手腕和手肘在用很小的力做很小的动作时会使用更多的肌肉。完成操作手机、点击鼠标、洗碗、写字等精细操作时，直接使用的肌肉和调节它们的相反肌肉同时活动，相互给对方很大的压力。如果这种动作反复进行，会怎么样呢？因少量刺激受到连续压力的肌肉最终会受伤、变短。并且，如果手指肌肉和手臂肌肉变短，肌肉经过的狭窄通道——手腕和肌肉起始部位——手肘会最先疼痛。还有一个更重要的事实是，受伤的手和手臂的肌肉恢复时，最重要的是血液循环，而腋窝是妨碍血液循环的地方：血液从心脏流向手臂和手时中间要经过腋窝。如果胸部肌肉和手臂肌肉变短、变僵硬，则会压迫血管经过的通道，妨碍血液循环。归纳起来即是：解决手腕和手肘疼痛最重要的事有两件。一是过度变短、变硬的手腕、手肘和手指肌肉的放松及拉伸。二是使妨碍血液循环的腋窝变柔软的上臂和胸部肌肉的放松及拉伸。如果还有精力，最好再关心一下有利于这些肌肉安全使用的肩部肌肉。如果能将肩部肌肉也一起管理，不仅能消除手腕和手肘疼痛，还能防止复发。只要我们活在这个世界上，就不得不使用手。我们用手拿东西、按按钮等。如果无法减少手的使用频率和强度，就要努力减少手部压力、帮助手部恢复。

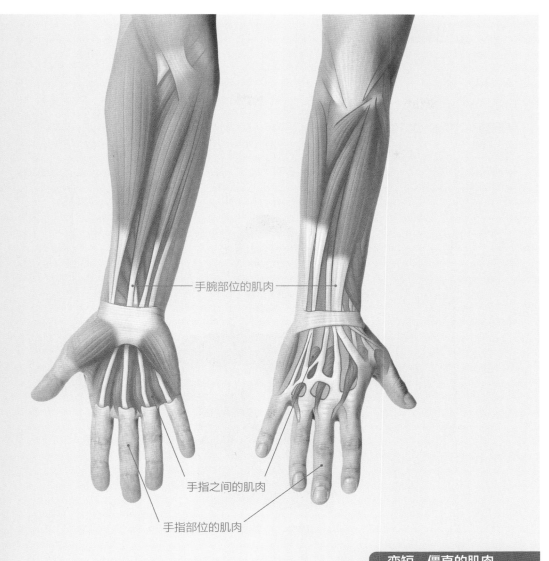

手腕部位的肌肉

手指之间的肌肉

手指部位的肌肉

变短、僵直的肌肉

- 手指之间的肌肉
- 手指部位的肌肉

拉长、僵直的肌肉

- 手腕部位的肌肉

自我检查

1 **手腕折弯检查**
手腕疼痛、麻木

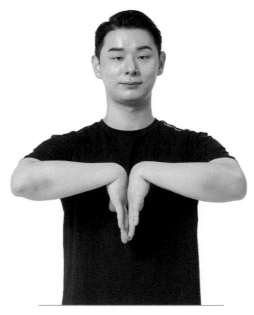

双手手背相触，保持10~15秒。

 检查！

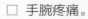

☐ 手腕疼痛。
☐ 手麻。

▶ 如果有上述症状之一，就意味着手腕已经出现问题或今后出现问题的概率较高。

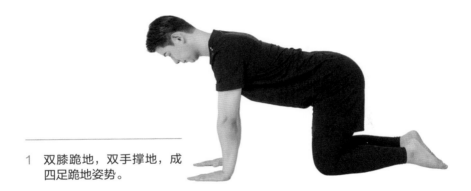

1　双膝跪地，双手撑地，成四足跪地姿势。

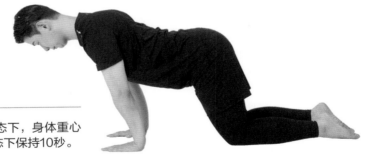

2　在手、脚固定不动的状态下，身体重心向前移动。在折腕的状态下保持10秒。

检查！

☐ 手腕疼痛。

☐ 手麻。

▶ 如果有上述症状之一，就意味着手腕已经出现问题或者今后出现问题的概率较高。

3 手肘疼痛检查
手肘疼痛

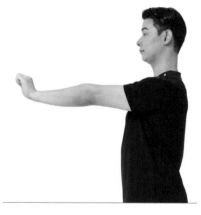

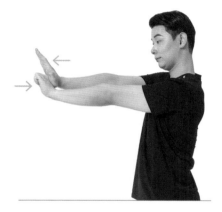

1 手肘伸直，手握拳后向手背方向
折弯。

2 用另一侧手推手背，相互对抗，
保持10秒。

检查!

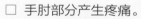

□ 手肘部分产生疼痛。
□ 折弯手背的力量弱。

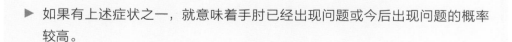

▶ 如果有上述症状之一，就意味着手肘已经出现问题或今后出现问题的概率
较高。

?!

手腕与手肘疼痛谜团

平时使用护腕、护肘好吗

运动时配戴包裹肌肉及筋腱、给予稳定感的护腕是有帮助的。但不建议日常生活中也一直配戴护腕。护腕的长期压迫会使肌肉变得脆弱，在不使用护腕时疼痛会加重。所以，平时特别是睡觉时不宜配戴护腕。

会出现网球肘、高尔夫球肘吗

一般来讲，网球肘疼痛主要出现在手肘外侧，高尔夫球肘疼痛主要出现在手肘内侧。但是，也有手肘的内外侧与手腕的两侧都疼痛的情形。负责屈手指的肌肉变短时负责伸展的肌肉受到压力，负责伸展的肌肉变得僵直时负责弯曲的肌肉受到压力都是理所当然的。不管是内外侧或前后侧都疼还是只有某一侧疼，都应该全方位进行按摩和拉伸，才能确保以后不复发，这一点要记住。

准备 **放松肌肉的按摩**

1 前臂内侧按摩

　　手肘和手腕疼痛的核心肌肉是前臂内侧肌肉，是屈手指或者用手时经常被用到的肌肉。肌肉因被过度使用而变得僵直，在手肘、手腕部位会出现炎症及疼痛。手肘和手腕疼痛时，靠前臂按摩就可以解决一半以上的问题，所以可经常做按摩。

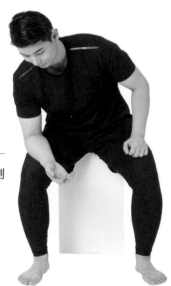

——————————————

1　坐姿，右手臂放在右侧大腿上，掌心向上。

 注意!　避免进行强烈刺激。强烈刺激会造成淤青和暂时性肿胀。用冰块冷敷有助于消除淤青和肿胀。

2　用左手肘轻柔按压右手臂内侧，整体
　　按摩30秒至1分钟。两侧轮换进行。

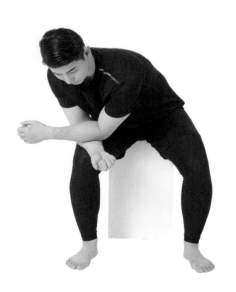

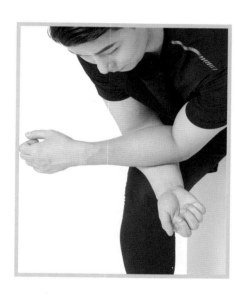

Tip ● 手臂内侧皮肤较薄，所以要控制
　　好按摩力度，避免造成淤青。

前臂外侧按摩

前臂外侧肌肉是伸开手指时使用的肌肉，也是与网球肘及手背疼痛相关的主要肌肉。做敲键盘等细致的手部动作或打网球这样需要强力抓住什么的运动，手肘外侧部位持续受到压力，就容易产生炎症。平时要经常按摩，帮助其放松。

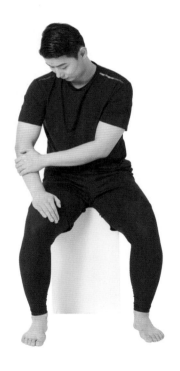

1　坐姿，左手轻轻放在右前臂上。

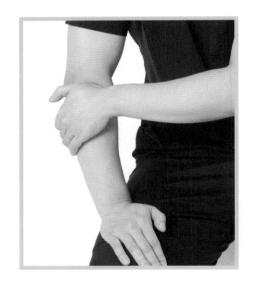

 有网球肘的人，刺激手肘上的痛处，会让炎症更严重。正确的做法是轻轻按摩痛点的周围部分。

2　用左手大鱼际和手腕骨轻按右前臂肌肉。从手肘外侧到手背上方，整体按摩30秒至1分钟。两侧轮换进行。

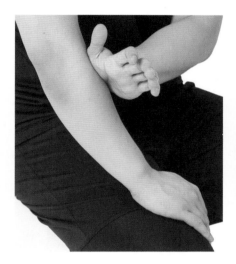 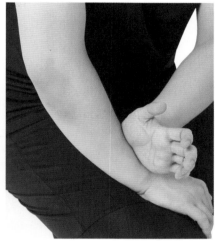

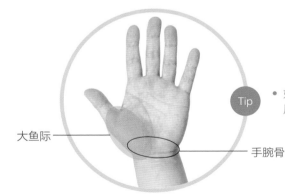

大鱼际

手腕骨

Tip

• 如果用手指按摩，手指关节可能会疼，所以宜用大鱼际和手腕骨进行按摩。

肱二头肌按摩

如果肱二头肌变短、变硬，可能会妨碍手臂的血液循环，还会使手肘周围肌肉变紧张，引起疼痛。严重的时候，肱二头肌发生问题，可能向上引起胸部及三角肌问题，向后引起肱三头肌问题，向下引起前臂肌肉问题，所以应通过按摩放松。

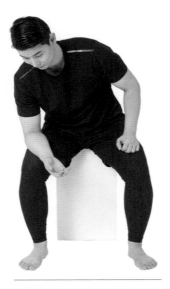

1　坐姿，右臂舒适地放在膝盖上，放松。

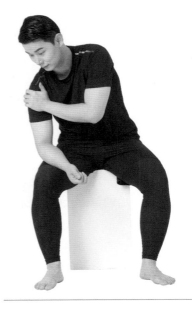

2　用左手鱼际整体按摩肱二头肌30秒至1分钟。两侧轮换进行。

 • 接受按摩的手臂抬起时不容易放松，所以，最好倚靠在某处再进行按摩。

 强刺激可暂时抑制肌肉的力量，所以，在驾驶车辆前或运动前要调整按摩的力度，避免力度过大。

4 手背按摩

手背上摸得到的手指骨之间都有肌肉。如果这些肌肉变硬，会使手指僵硬，引发手背疼痛。手背拉伸有助于消除疼痛，在手背拉伸前应提前做好按摩。

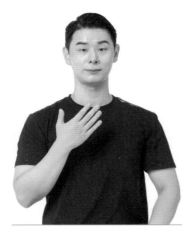

1 将右手上抬至胸前，掌心向内，手腕放松。

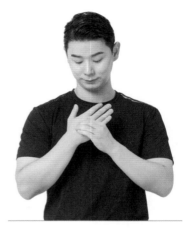

2 用左手食指轻按右手手背骨头之间的肌肉，整体按摩30秒至1分钟。两侧轮换进行。

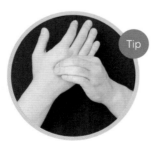

• 施力的手，将中指、无名指、小指都靠在食指上，一起用力按，即使用很小的力也可以有效地按摩。

 注意! 手背皮肤较薄，应控制好力度经常轻轻按摩。

大拇指按摩

我们的10个手指中，发挥最大力量的大拇指比其他手指的使用频率更高。所以，很多人的大鱼际肌肉是僵硬的。大鱼际肌肉僵硬是手疲劳的一大原因。所以，每个人都应认真地对待大拇指。

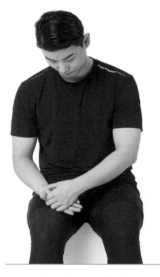

1　坐姿，将右手放在右腿上，掌心向上，左手放在右手上。

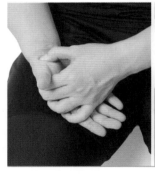

2　先用左手大拇指按压右手大鱼际，再用左手大拇指和食指按摩右手大拇指和食指。整体按摩30秒至1分钟。两侧轮换进行。

 • 如果大拇指用不上力，或者觉得费劲，也可用手肘来按摩。

 大拇指肌肉薄弱时，有可能感受不到刺激。如果按摩时觉得疼或者不舒服，也可以不做。

6 手指按摩

手指也附有肌肉。如果手指肌肉变硬，手指会变粗，产生疼痛，甚至发展为手指无法自如伸展的狭窄性腱鞘炎。手指在进行拉伸前也需要进行按摩。

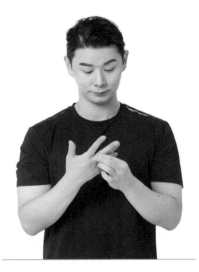

用左手大拇指和食指从中间向两边滚动式按摩右手的每一节手指，整体按摩30秒至1分钟。左右手轮换进行。

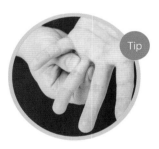

Tip

- 靠近手掌侧的手指部分通常僵硬较严重，应多花些时间进行按摩。
- 手指之间也一起按摩的效果更好。

 注意! 主要按摩手指两侧。不要让手指下方筋腱受伤。

7 手掌按摩

　　手掌虽然不容易变硬，但是一旦变硬就不容易放松。经常拿厨具的饮食业从业者、主要做需要用力抓住某种物品活动的人、手腕或者手指做过手术的人等，需要多做手掌按摩。

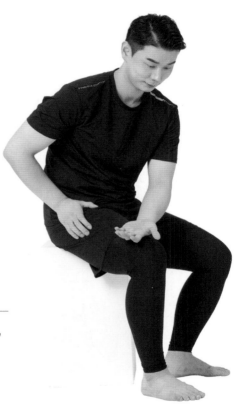

1　坐姿，将左手放在右大腿上，掌心向上。

 注意!　用手肘大力按压时，应避免让手指筋膜等受伤。

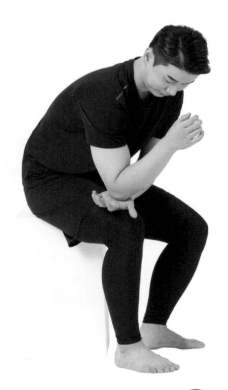

2 用右手肘按压左手掌，整体按摩
30秒至1分钟。两侧轮换进行。

Tip • 做几次后，如果感觉不到大的刺激，可以不做。

第1步 静态拉伸

1 手背拉伸

　　说起手指拉伸，人们大多只会想到手掌。实际上，掌骨之间布满肌肉的手背才是需要多拉伸的部分。如果手背肌肉变硬，手指也会僵硬，所以平时就要多进行拉伸。

运动部位 食指、中指、无名指、小指肌肉

运动效果 放松变短的手指肌肉，确保肌肉长度，增强手指灵活性，减轻手指和手腕疼痛。

时间及次数 做10~15秒，两侧各做3次。

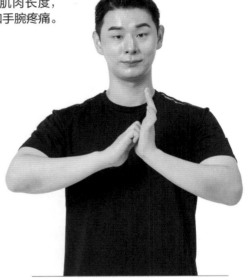

1 双手抬至胸前，左手掌张开，右手指微屈。

 注意! 有关节炎等疾病的人，不是肌肉僵硬，而是关节僵硬，可边进行热敷边小心地进行拉伸，在不给关节带来负担的范围内练习。

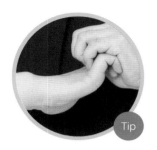

- 最初可能角度都不能摆出，所以不要勉强，可与手背按摩（详见第185页）一起练。

Tip

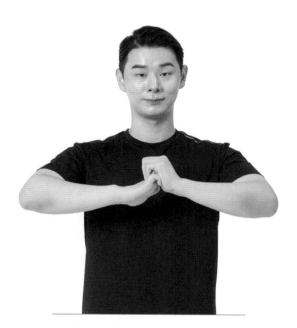

2　左手握住并折右手四根手指，直到手背感受到拉伸，保持10~15秒。另一侧也用同样的方法进行拉伸。

四根手指拉伸

手指肌肉经过手腕影响到手肘。如果手指肌肉变短，手腕压力堆积，就会诱发疼痛。经常做拉长手指肌肉的动作，可预防手腕疼痛。

运动部位　食指、中指、无名指、小指的肌肉

运动效果　放松变短的手指肌肉，确保肌肉长度，增强手指灵活性，减轻手指和手肘疼痛。

时间及次数　做10~15秒，左右手各做3次。

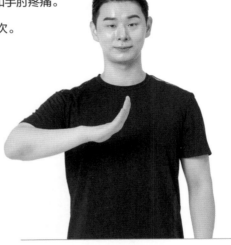

1　将右手置于胸前，伸直手掌，手腕放松。

 手腕不动。在手腕没有疼痛及负担的范围内进行拉伸。

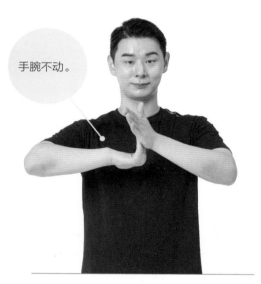

手腕不动。

2 用左手将右手除大拇指外的其他4根手
指折向手背方向，感受手指被拉伸，
保持10~15秒后松开。另一侧也用同
样的方法进行拉伸。

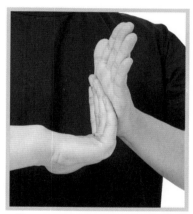

Tip   • 刚开始可能连姿势都摆不
到位，不要强迫自己做到
位。可与前臂内侧按摩
（详见第180页）、手指按
摩（详见第187页）、手掌
按摩（详见第188页）一
起练。

③ 大拇指拉伸

与其他手指相比，大拇指屈、伸的动作较少，但握、持、捏、拿都离不了它。

大鱼际肌肉在拿物品时直接支撑物品的重量，非常容易僵硬。所以，比起其他手指，大拇指更应该经常做各种拉伸。

运动部位　大拇指肌肉

运动效果　放松变短的大拇指肌肉，确保肌肉长度，
增强大拇指灵活性，减轻大拇指、大鱼
际、手腕疼痛。

时间及次数　做10~15秒，两侧各做3次。

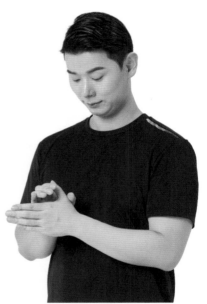

1 双手抬至胸前，手腕放松，右手
轻握左手大拇指。

 注意!　避免大拇指关节出现疼痛或发出响声。

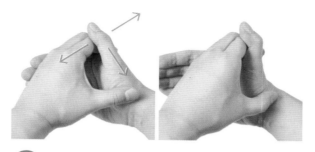

Tip • 拉伸大拇指时，往拉伸感最强的方向进行拉伸。

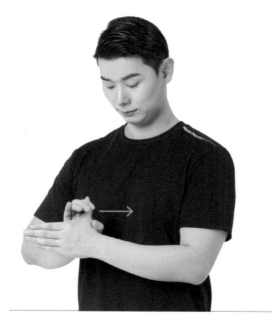

2　将左手大拇指向远离食指的方向和手背方向
　　拉，感受到被拉伸，保持10~15秒。另一侧
　　用同样的方法进行拉伸。

第2步 **动态拉伸**

 肩膀向后向上运动

　　手腕和手肘疼痛的根源是血液循环受阻。本动作拉伸僵直的肱二头肌和胸部肌肉，促进腋窝的血液循环，有助于手腕和手肘的恢复。

运动部位	肩部肌肉、肱二头肌、胸部肌肉
运动效果	使用肩部肌肉，放松肱二头肌和胸部肌肉，确保肌肉长度，促进腋窝血液循环，减轻肩部、手肘、手腕疼痛。
时间及次数	做30秒后休息5秒，共做3次。

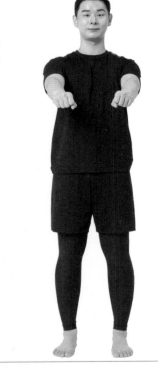

1　直立，挺胸收腹，双臂向前伸展，轻握拳。

 做此动作时，轻收下腹，腰向后弯，避免产生疼痛。

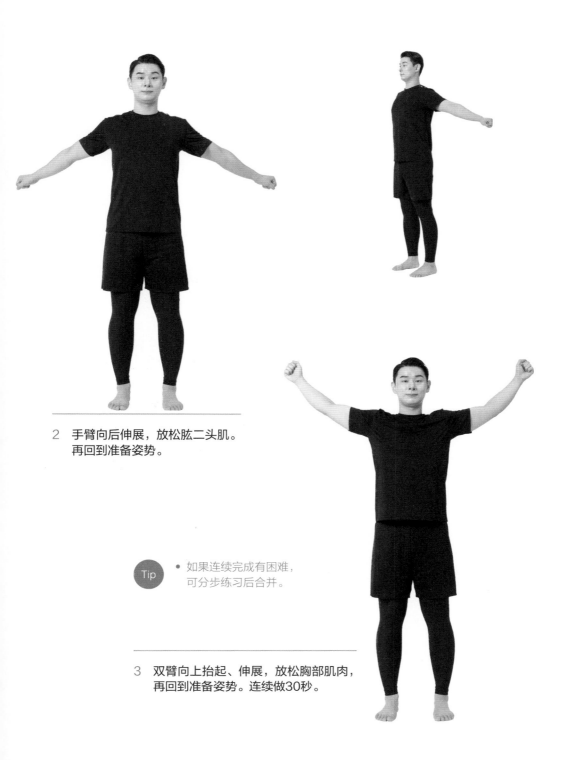

2   手臂向后伸展，放松肱二头肌。
    再回到准备姿势。

Tip   • 如果连续完成有困难，
       可分步练习后合并。

3   双臂向上抬起、伸展，放松胸部肌肉，
    再回到准备姿势。连续做30秒。

2 抓住手肘左右拉伸

　　手腕是薄弱部位，所以不单独进行拉伸。拉伸连接于手肘的肱三头肌，对放松手腕也是有效的，也能减少受伤危险。本动作同时拉伸肱三头肌和对其有影响的背阔肌，可间接缓解手腕疼痛。

运动部位　　肩部肌肉、肱三头肌和背阔肌

运动效果　　使用肩部肌肉，增加肱三头肌和背阔肌长度，放松相应肌肉，促进腋窝血液循环，减轻手肘疼痛。

时间及次数　　做30秒后休息5秒，共做3次。

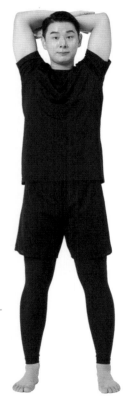

1　双臂举过头顶，双手交叉，抓住对侧手肘。

 注意!　身体不必大动，主要目的是使手臂后侧和腋窝下方得到拉伸。

- 微收下腹。如果轻微收紧肩膀后侧，那么肩部肌肉也能得到运动。
- 如果随着拉伸移重心，在提高强度的同时还能保证安全不受伤。

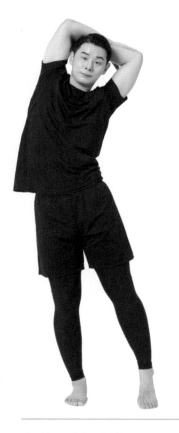

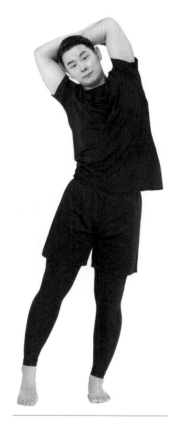

2　将手肘向一侧拉到极限，使腋窝周围得到拉伸。

3　再将手肘向另一侧拉到极限。左右轮换进行，连续做30秒。

每天10分钟
手腕与手肘拉伸

　　本部分将一些消除手腕和手肘疼痛的动作归纳、整理成了一套。坚持每天做10分钟，能有效消除手腕与手肘疼痛。

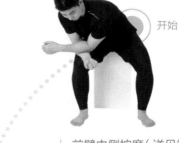

开始

前臂内侧按摩（详见第180页）
在不产生淤青的范围内进行低强度按摩
30秒，两侧各1次

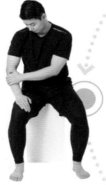

前臂外侧按摩（详见第182页）
低强度
30秒，两侧各1次

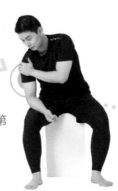

肱二头肌按摩（详见第184页）
低强度
30秒，两侧各1次

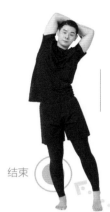

抓住手肘左右拉伸（详见第198页）
运动30秒+休息5秒，3次

结束

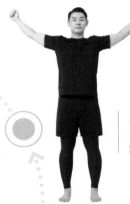

肩膀向后向上运动（详见第196页）
运动30秒+休息5秒，3次

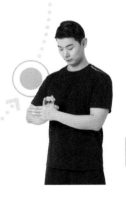

大拇指拉伸（详见第194页）
15秒，两侧轮换，3次

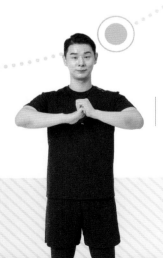

手背拉伸（详见第190页）
15秒，两侧轮换，3次

强化程序

 四足跪地旋转运动

　　手腕和手肘的活动从肩膀开始。只有肩关节给以有力支撑，手腕和手肘肌肉才能柔软，才能做出精细的动作。而且，经过、包裹肩关节的肌肉也是帮助手腕和手肘相互协调的坚固支撑。用肩膀支撑体重进行综合练习，可强化手腕和手肘。

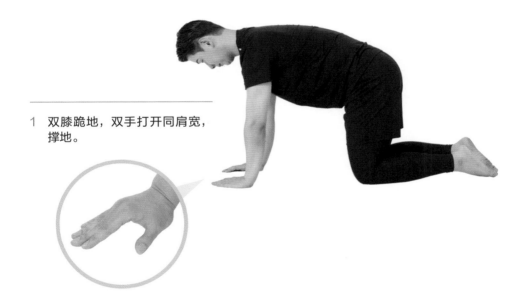

1　双膝跪地，双手打开同肩宽，撑地。

 因支撑手臂的肩膀向前突出，注意避免受伤。

202

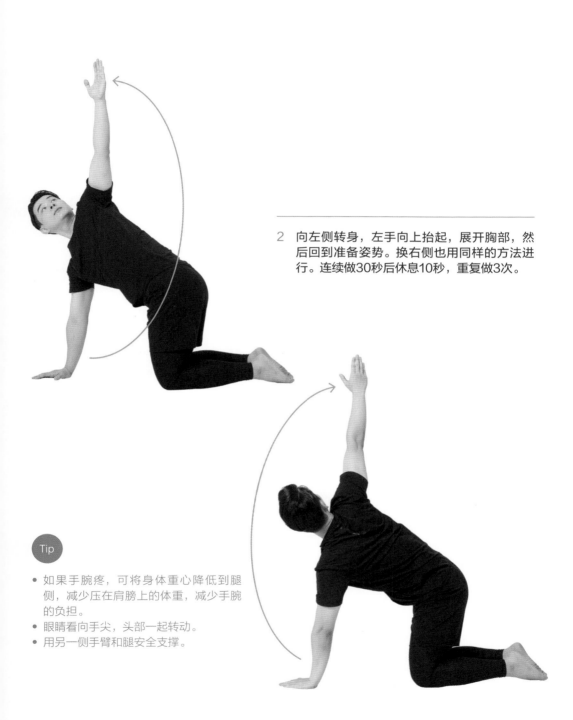

2　向左侧转身，左手向上抬起，展开胸部，然后回到准备姿势。换右侧也用同样的方法进行。连续做30秒后休息10秒，重复做3次。

Tip

- 如果手腕疼，可将身体重心降低到腿侧，减少压在肩膀上的体重，减少手腕的负担。
- 眼睛看向手尖，头部一起转动。
- 用另一侧手臂和腿安全支撑。

2 四足跪地前后移动

　　手腕和手肘有问题的时候，吃力的动作之一就是撑地。此动作用四足跪地减少手腕和手臂的负担后，循序渐进地增加手腕和手臂的活动范围和负荷，帮助肌肉和关节适应。

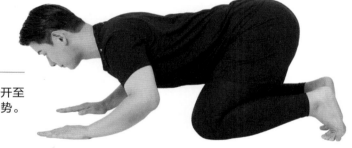

1　双膝跪地，双手撑地，分开至
　　与肩同宽，成四足跪地姿势。
　　屈肘、降低身体。

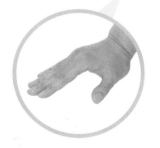

　在手肘没有负担的范围内向下降低身体。

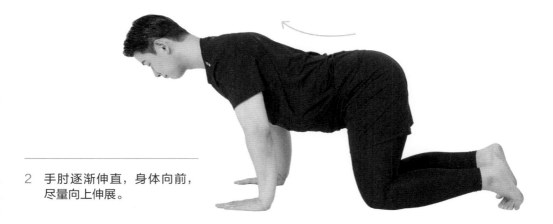

2 手肘逐渐伸直，身体向前，尽量向上伸展。

3 再次屈肘落下，回到准备姿势。然后身体向后推，尽量拱背。在手腕及手肘没有负担的范围内，向前、后轮换进行练习，做30秒后休息10秒，重复做3次。

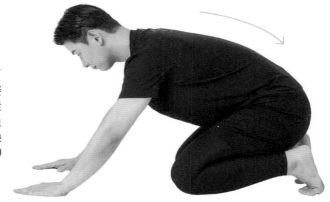

 Tip

- 如果手腕疼，可不做拱背动作。
- 后腰背部的脊椎一起活动，可提高脊椎、肩膀、手臂的协调能力。

预防疼痛的
全身运动流程

通过各部位拉伸，疼痛消失了，也不是完全治愈。即使肌肉恢复弹性，在日复一日的日常生活中，姿势会一点点变形，肌肉也可能又变僵硬。不要因为不疼了就停止做拉伸，坚持进行全身拉伸才能保持身体的良好状态。

20分钟
全身运动A

→ 颈前侧和旁侧按摩（80秒）
→ 颈前侧拉伸（60秒）
→ 腋窝前侧按摩（60秒）
→ 胸肌拉伸（120秒）
→ 肱二头肌按摩（60秒）
→ 背阔肌拉伸（120秒）
→ 前臂内侧按摩（60秒）
→ 前臂外侧按摩（60秒）
→ 手背按摩（60秒）
→ 腹部拉伸（100秒）
→ 内收肌拉伸（60秒）
→ 臀部肌肉按摩（60秒）
→ 臀部与骨盆前侧拉伸（120秒）
→ 小腿拉伸（60秒）

以按摩和静态拉伸为主设计的运动流程。这套动作属于低强度，所以老人、体弱者也可以做。通过按摩放松身体后，慢慢拉伸，整体放松僵硬的身体，使血液循环更顺畅。

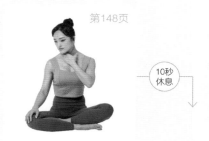

第148页

10秒
休息

颈前侧和旁侧按摩（80秒）

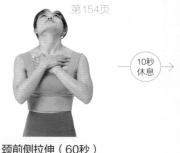

第154页

10秒
休息

颈前侧拉伸（60秒）

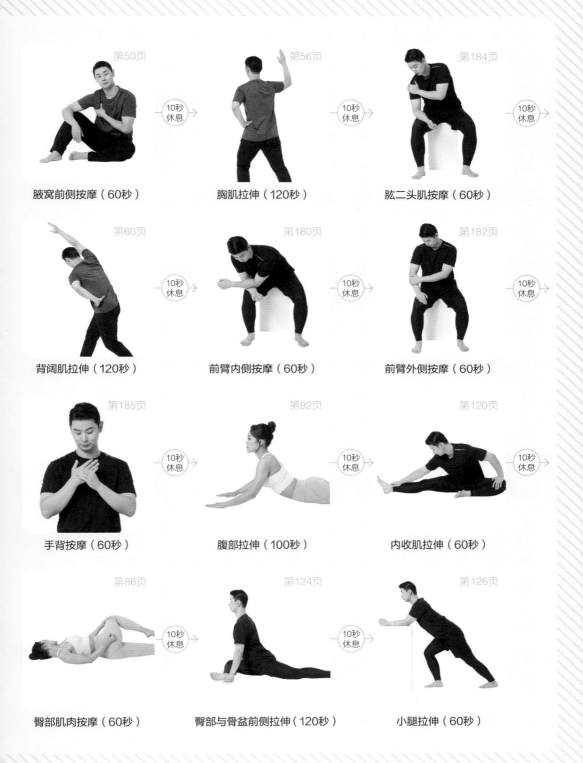

第50页 腋窝前侧按摩（60秒） → 10秒休息 → 第56页 胸肌拉伸（120秒） → 10秒休息 → 第184页 肱二头肌按摩（60秒） → 10秒休息

第60页 背阔肌拉伸（120秒） → 10秒休息 → 第180页 前臂内侧按摩（60秒） → 10秒休息 → 第182页 前臂外侧按摩（60秒） → 10秒休息

第185页 手背按摩（60秒） → 10秒休息 → 第92页 腹部拉伸（100秒） → 10秒休息 → 第120页 内收肌拉伸（60秒） → 10秒休息

第86页 臀部肌肉按摩（60秒） → 10秒休息 → 第124页 臀部与骨盆前侧拉伸（120秒） → 10秒休息 → 第126页 小腿拉伸（60秒）

20分钟
全身运动B

→ 颈部拉伸（90秒）
→ 转动肩部（120秒）
→ 收肩、开肩（60秒）
→ W-Y运动（60秒）
→ 四足跪地抬头（80秒）
→ 手背拉伸（90秒）
→ 猫式、牛式运动（40秒）
→ 骨盆前后拉伸（60秒）
→ 臀部与骨盆前侧拉伸
（120秒）
→ 髋关节外旋（90秒）
→ 抬膝行走（80秒）
→ 膝下击掌（60秒）

以动态拉伸为主设计的运动流程。因为是以动态拉伸为主，所以，比起全身运动A，强度相对更高。可提高肌肉之间的协调能力，调整肌肉使用顺序。

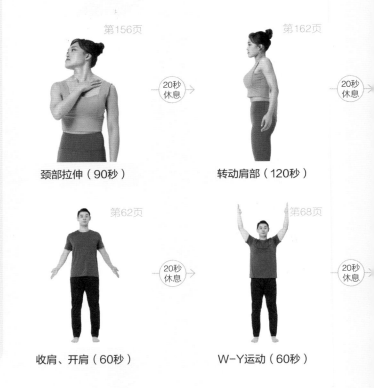

第156页

颈部拉伸（90秒）

20秒
休息

第162页

转动肩部（120秒）

20秒
休息

第62页

收肩、开肩（60秒）

20秒
休息

第68页

W-Y运动（60秒）

20秒
休息

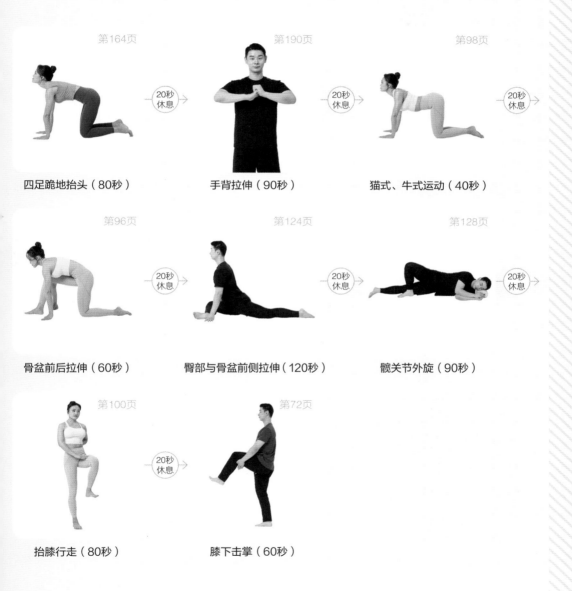

第164页

四足跪地抬头（80秒）

20秒休息

第190页

手背拉伸（90秒）

20秒休息

第98页

猫式、牛式运动（40秒）

20秒休息

第96页

骨盆前后拉伸（60秒）

20秒休息

第124页

臀部与骨盆前侧拉伸（120秒）

20秒休息

第128页

髋关节外旋（90秒）

20秒休息

第100页

抬膝行走（80秒）

20秒休息

第72页

膝下击掌（60秒）

?!

拉伸
谜团

**有不能做拉伸的
时候吗**

　　状态不好时，做拉伸反而会使体能下降。拉伸是促进能量代谢的行为，所以，状态不好时，勉强拉伸会使血液流向肌肉，消化系统的血流减少，导致消化不良，或者需要恢复的部分由于得不到能量供应而无法及时恢复。

　　饮酒后做拉伸，给肌肉太强的刺激，可能会受伤。饮酒后人体对疼痛比较迟钝，运动过度的话，肌肉可能会发生局部撕裂等情况。

　　太冷的时候做拉伸，因肌肉紧张可能会造成撕裂。在低温下，肌肉变得僵直，如果突然做拉伸，一部分紧张的肌肉可能会被过度地拉伸，造成损伤。

　　拉伸有淤青的肌肉，会让伤情更严重，因为拉伸不仅仅影响到肌肉，还会刺激血管。

　　关节疼痛时，应立即停止拉伸。关节疼是骨头之间有冲突或者关节内部有问题的信号，所以，先停止刺激找出原因是比较安全的。

　　拉伸已经被拉长的肌肉，会降低肌肉的弹性，使收缩性变差。应养成在平常运动时确认关节正常可动范围的习惯。

**拉伸可以
消除所有疼痛吗**

拉伸作为增加肌肉长度的运动，可以帮助放松及强化肌肉。在做拉伸的同时，进行肌肉按摩及温热、强化运动等，调节全身肌肉平衡，从长期来看对消除疼痛更有帮助。

**不同年龄的人
要做不同的拉伸吗**

与年龄、性别相比，日常姿势和工作性质的影响更大。拉伸应主要针对做日常姿势和工作时容易变短的肌肉进行。同时，根据本人肌肉状态调节拉伸的强度和次数才是安全、有效的。

**因为太疼而不能做拉伸
时应直接去医院吗**

如果身体太疼，去医院是最安全、可靠的。但是，身体某个部分有问题的时候，其相关肌肉也一定会有问题。增加肌肉长度及强化肌肉最终还得由自己来完成，所以不要单纯依赖医院，自己也要有所行动。

**拉伸后肌肉疼痛
是运动过度了吗**

拉伸也像肌肉运动一样，可能损伤肌纤维。所以拉伸如果太强烈，肌肉也会产生疼痛。做拉伸时，应在本人可以承受的范围内，以适度的强度，安全地进行。

**按摩器械或
瑜伽棒等工具
有帮助吗**

强烈推荐强度对自己没负担的按摩器械和运动器械。如果在拉伸前后进行肌肉放松，可以更安全、有效地完成拉伸。但是，如果只坚持按摩，肌肉可能会变得脆弱。

**运动中关节
发出响声，
还能继续运动吗**

关节发出响声的原因有多种，因肌肉僵直、缩短，关节或者肌肉摩擦发出响声的情形较多。因为摩擦会导致筋腱损伤，所以，最好在关节不发出响声的范围内进行各种活动。按摩发出响声的关节周围，循序渐进地进行拉伸较为安全。

**每天做几次拉伸，
每次做几分钟为好**

比较理想的状态是每次做20~30分钟，每天做2~3次。次数和时间按照个人身体条件进行调整为好。如果一天做1次，1次仅做10分钟也觉得很困难，可停止拉伸，剩余的拉伸可在第二天进行。如果拉伸后，第二天身体状态下降，则应调整运动强度及次数，在自身可承受范围内进行。

结束语

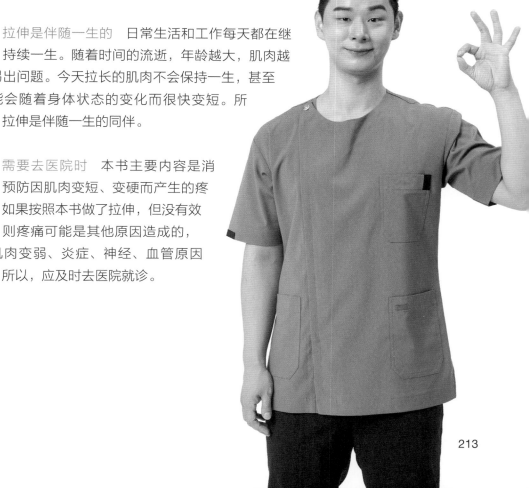

拉伸是开始　用长期的反复拉伸修复垮掉的身体，重建健康身体是本书的最终目标。本书中所讲的拉伸，相当于重建的开始即搭建"钢结构"的过程。如果用拉伸建好了结构，之后就要填充将该结构变得强壮的"混凝土"，即需要强化肌肉。按照本书进行拉伸后，即使疼痛减轻了，也只不过是开始而已。之后还应坚持适合本人的运动，才能长期保持健康。

拉伸是伴随一生的　日常生活和工作每天都在继续，持续一生。随着时间的流逝，年龄越大，肌肉越容易出问题。今天拉长的肌肉不会保持一生，甚至可能会随着身体状态的变化而很快变短。所以，拉伸是伴随一生的同伴。

需要去医院时　本书主要内容是消除、预防因肌肉变短、变硬而产生的疼痛。如果按照本书做了拉伸，但没有效果，则疼痛可能是其他原因造成的，如肌肉变弱、炎症、神经、血管原因等，所以，应及时去医院就诊。

人体骨骼系统及肌肉系统

　　了解骨骼和肌肉结构对消除疼痛有很大帮助。下图中是在医院接受治疗或者拉伸时经常提到的骨骼和肌肉。了解隐藏于身体内部的看不见的骨骼和肌肉，有助于在按摩及拉伸时避免受伤。

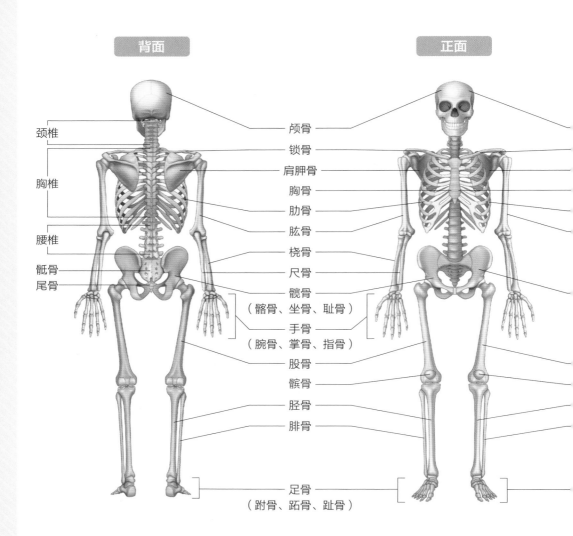

背面　　正面

颈椎

胸椎

腰椎

骶骨
尾骨

颅骨
锁骨
肩胛骨
胸骨
肋骨
肱骨
桡骨
尺骨
髋骨
（髂骨、坐骨、耻骨）
手骨
（腕骨、掌骨、指骨）
股骨
髌骨
胫骨
腓骨
足骨
（跗骨、跖骨、趾骨）

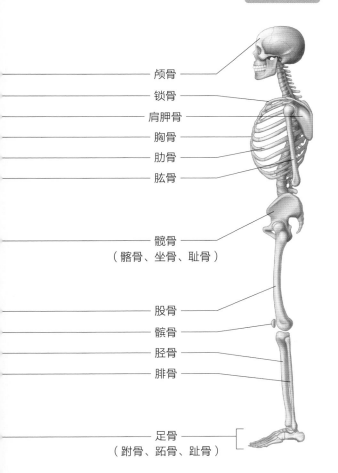

侧面

颅骨

锁骨

肩胛骨

胸骨

肋骨

肱骨

髋骨
（髂骨、坐骨、耻骨）

股骨

髌骨

胫骨

腓骨

足骨
（跗骨、跖骨、趾骨）

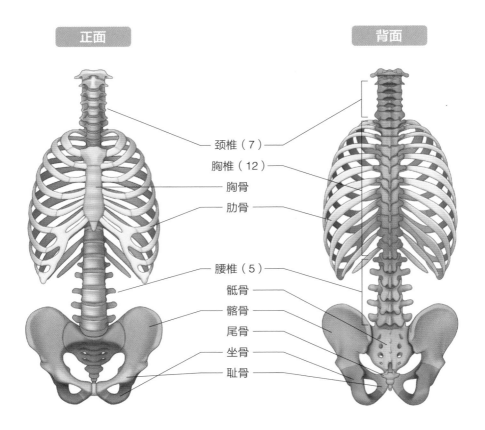

正面

背面

颈椎（7）

胸椎（12）

胸骨

肋骨

腰椎（5）

骶骨

髂骨

尾骨

坐骨

耻骨

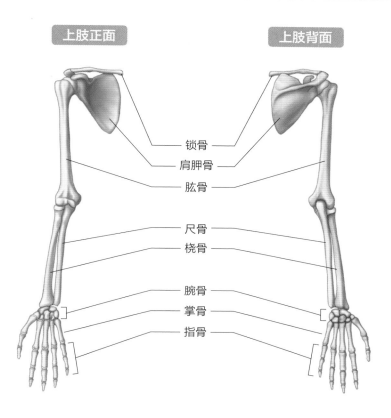

上肢正面　**上肢背面**

锁骨
肩胛骨
肱骨

尺骨
桡骨

腕骨
掌骨
指骨

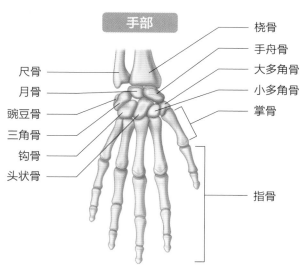

手部

桡骨
手舟骨
大多角骨
小多角骨
掌骨

尺骨
月骨
豌豆骨
三角骨
钩骨
头状骨

指骨

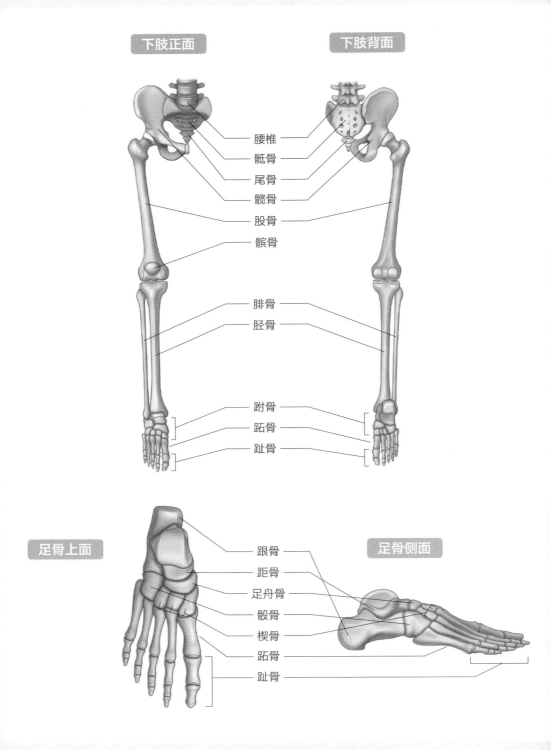

下肢正面

下肢背面

- 腰椎
- 骶骨
- 尾骨
- 髋骨
- 股骨
- 髌骨
- 腓骨
- 胫骨
- 跗骨
- 跖骨
- 趾骨

足骨上面

足骨侧面

- 跟骨
- 距骨
- 足舟骨
- 骰骨
- 楔骨
- 跖骨
- 趾骨

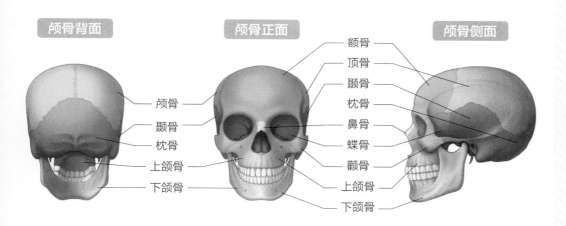

颅骨背面　　　颅骨正面　　　颅骨侧面

额骨
顶骨
颞骨
枕骨
颅骨
鼻骨
颞骨
蝶骨
枕骨
颧骨
上颌骨
上颌骨
下颌骨
下颌骨

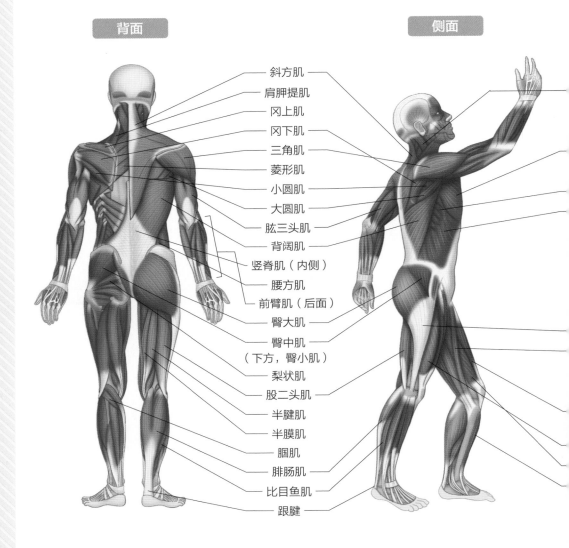

背面

侧面

斜方肌
肩胛提肌
冈上肌
冈下肌
三角肌
菱形肌
小圆肌
大圆肌
肱三头肌
背阔肌
竖脊肌（内侧）
腰方肌
前臂肌（后面）
臀大肌
臀中肌
（下方，臀小肌）
梨状肌
股二头肌
半腱肌
半膜肌
腘肌
腓肠肌
比目鱼肌
跟腱

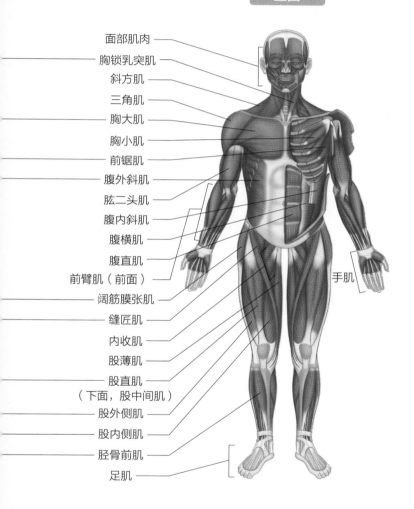

正面

面部肌肉
胸锁乳突肌
斜方肌
三角肌
胸大肌
胸小肌
前锯肌
腹外斜肌
肱二头肌
腹内斜肌
腹横肌
腹直肌
前臂肌（前面）
阔筋膜张肌
缝匠肌
内收肌
股薄肌
股直肌
（下面，股中间肌）
股外侧肌
股内侧肌
胫骨前肌
足肌

手肌

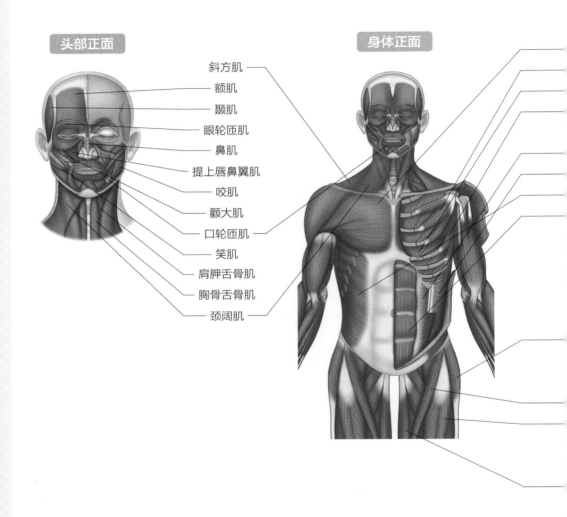

头部正面

斜方肌
额肌
颞肌
眼轮匝肌
鼻肌
提上唇鼻翼肌
咬肌
颧大肌
口轮匝肌
笑肌
肩胛舌骨肌
胸骨舌骨肌
颈阔肌

身体正面

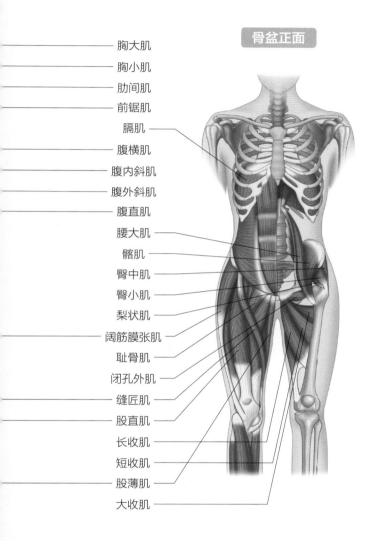

胸大肌
胸小肌
肋间肌
前锯肌
膈肌
腹横肌
腹内斜肌
腹外斜肌
腹直肌
腰大肌
髂肌
臀中肌
臀小肌
梨状肌
阔筋膜张肌
耻骨肌
闭孔外肌
缝匠肌
股直肌
长收肌
短收肌
股薄肌
大收肌

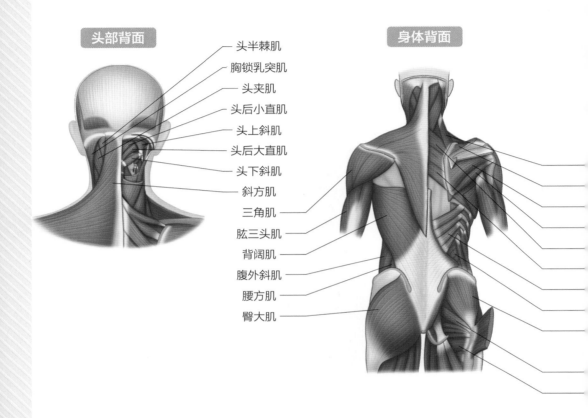

头部背面

头半棘肌
胸锁乳突肌
头夹肌
头后小直肌
头上斜肌
头后大直肌
头下斜肌
斜方肌
三角肌
肱三头肌
背阔肌
腹外斜肌
腰方肌
臀大肌

身体背面

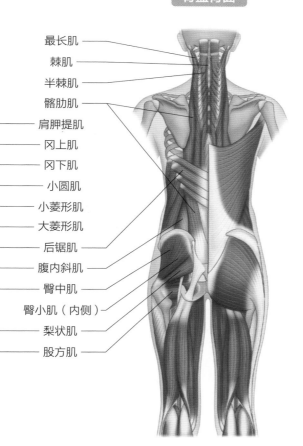

骨盆背面

最长肌
棘肌
半棘肌
髂肋肌
肩胛提肌
冈上肌
冈下肌
小圆肌
小菱形肌
大菱形肌
后锯肌
腹内斜肌
臀中肌
臀小肌（内侧）
梨状肌
股方肌

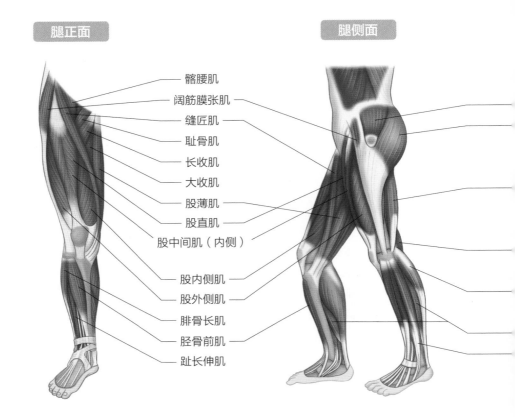

腿正面

腿侧面

髂腰肌
阔筋膜张肌
缝匠肌
耻骨肌
长收肌
大收肌
股薄肌
股直肌
股中间肌（内侧）
股内侧肌
股外侧肌
腓骨长肌
胫骨前肌
趾长伸肌

腿背面

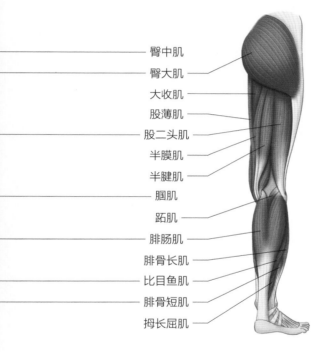

臀中肌

臀大肌

大收肌

股薄肌

股二头肌

半膜肌

半腱肌

腘肌

跖肌

腓肠肌

腓骨长肌

比目鱼肌

腓骨短肌

拇长屈肌

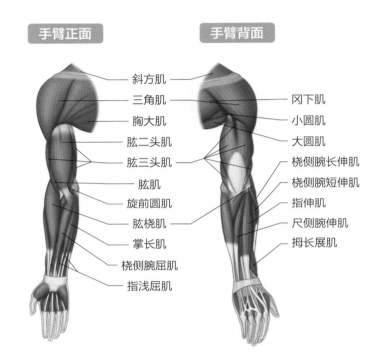

手臂正面　手臂背面

斜方肌
三角肌
胸大肌
肱二头肌
肱三头肌
肱肌
旋前圆肌
肱桡肌
掌长肌
桡侧腕屈肌
指浅屈肌

冈下肌
小圆肌
大圆肌
桡侧腕长伸肌
桡侧腕短伸肌
指伸肌
尺侧腕伸肌
拇长展肌

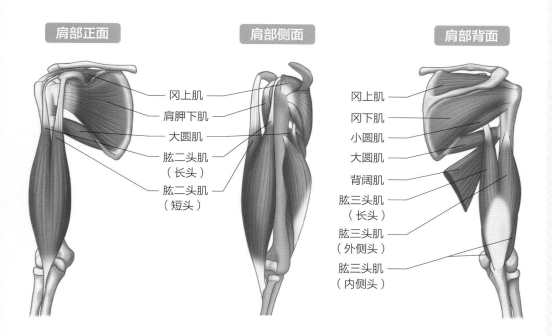

肩部正面
冈上肌
肩胛下肌
大圆肌
肱二头肌
（长头）
肱二头肌
（短头）

肩部侧面

肩部背面
冈上肌
冈下肌
小圆肌
大圆肌
背阔肌
肱三头肌
（长头）
肱三头肌
（外侧头）
肱三头肌
（内侧头）

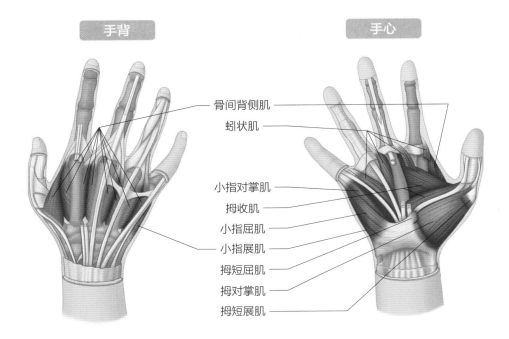

手背

手心

骨间背侧肌

蚓状肌

小指对掌肌

拇收肌

小指屈肌

小指展肌

拇短屈肌

拇对掌肌

拇短展肌

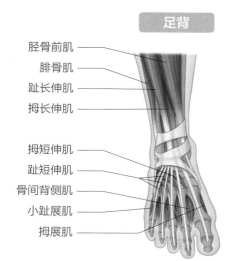

足背

胫骨前肌
腓骨肌
趾长伸肌
拇长伸肌

拇短伸肌
趾短伸肌
骨间背侧肌
小趾展肌
拇展肌

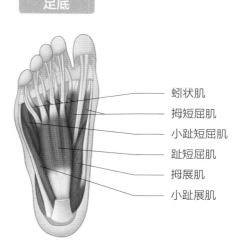

足底

蚓状肌
拇短屈肌
小趾短屈肌
趾短屈肌
拇展肌
小趾展肌

图书在版编目（CIP）数据

10分钟拉伸击退疼痛 /（韩）崔在锡著；程玉敏译 . —
北京：中国轻工业出版社，2023.12

ISBN 978-7-5184-4336-9

Ⅰ.①1… Ⅱ.①崔… ②程… Ⅲ.①痛风—防治 ②健
身运动—基本知识 Ⅳ.①R589.7 ②G883

中国国家版本馆 CIP 数据核字（2023）第 139901 号

责任编辑：付 佳 程 莹　　责任终审：李建华　　封面设计：董 雪
版式设计：锋尚设计　　责任校对：朱燕春　　责任监印：张京华

出版发行：中国轻工业出版社（北京东长安街6号，邮编：100740）

印　　刷：北京博海升彩色印刷有限公司

经　　销：各地新华书店

版　　次：2023年12月第1版第1次印刷

开　　本：710×1000　1/16　印张：14.5

字　　数：200千字

书　　号：ISBN 978-7-5184-4336-9　定价：68.00元

邮购电话：010-65241695

发行电话：010-85119835　传真：85113293

网　　址：http://www.chlip.com.cn

Email：club@chlip.com.cn

如发现图书残缺请与我社邮购联系调换

221411S2X101ZYW